ABBY SMITH

Haare flechten 2.0

45 neue geniale Frisuren

Schritt für Schritt erklärt

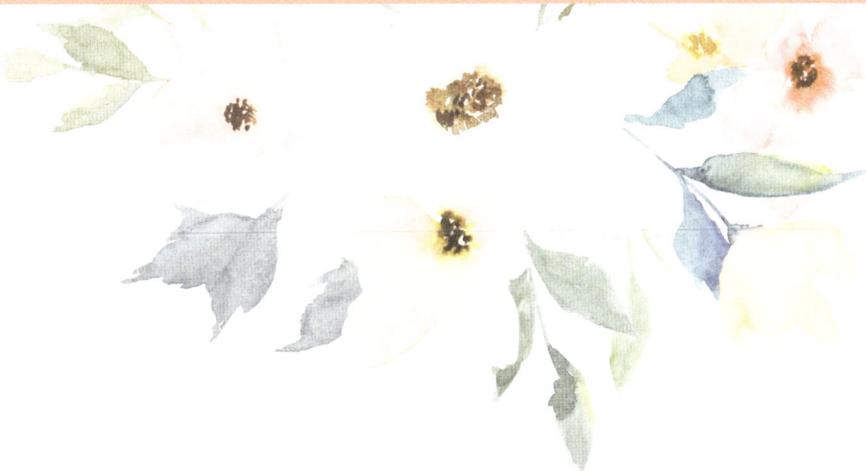

mvgverlag

Bibliografische Information der Deutschen Nationalbibliothek:
Die Deutsche Nationalbibliothek verzeichnet diese Publikation in der Deutschen Nationalbibliografie; detaillierte bibliografische Daten sind im Internet über http://d-nb.de abrufbar.

Für Fragen und Anregungen:
info@mvg-verlag.de

1. Auflage 2018

Die englische Originalausgabe erschien 2017 bei Ulysses Press unter dem Titel *Twist Me Pretty Braids.*

Übersetzung: Wiebke Krabbe
Redaktion: Alina Seitz-Götz, bookwise Medienproduktion GmbH, München
Umschlaggestaltung: Pamela Machleidt
Umschlagabbildung: Abby Smith
Layout: Malea Clark-Nicholson
Satz: Antje Eszerski, Alina Seitz-Götz, bookwise Medienproduktion GmbH, München

Druck: Firmengruppe APPL, aprinta Druck, Wemding
Printed in Germany

ISBN Print 978-3-86882-915-0
ISBN E-Book (PDF) 978-3-96121-194-4
ISBN E-Book (EPUB, Mobi) 978-3-96121-195-1

Inhalt

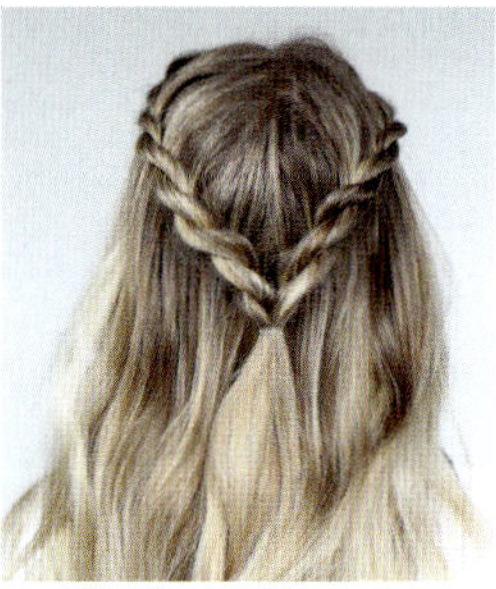

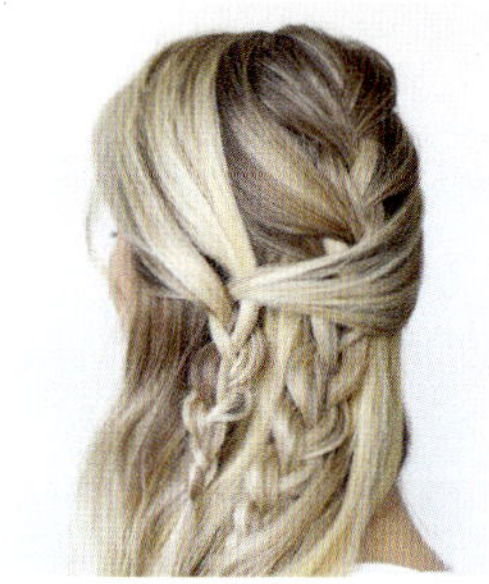

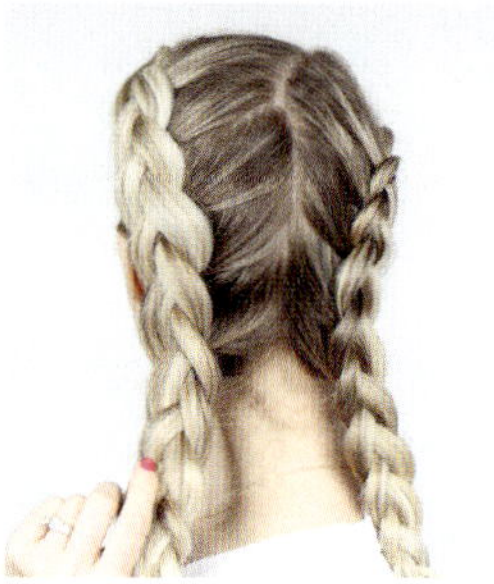

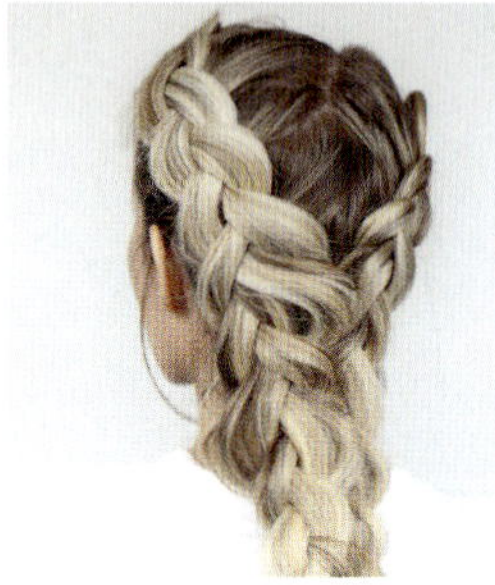

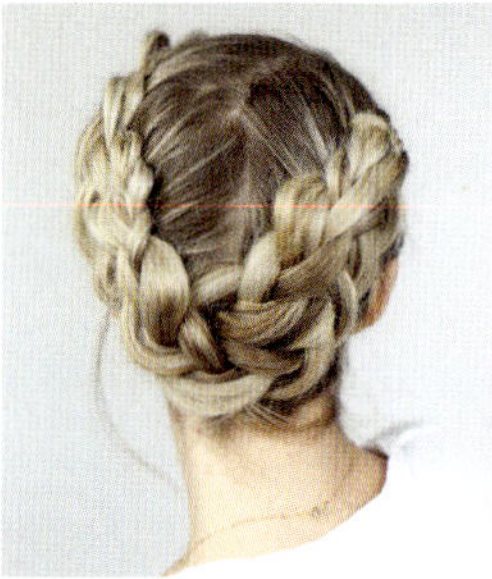

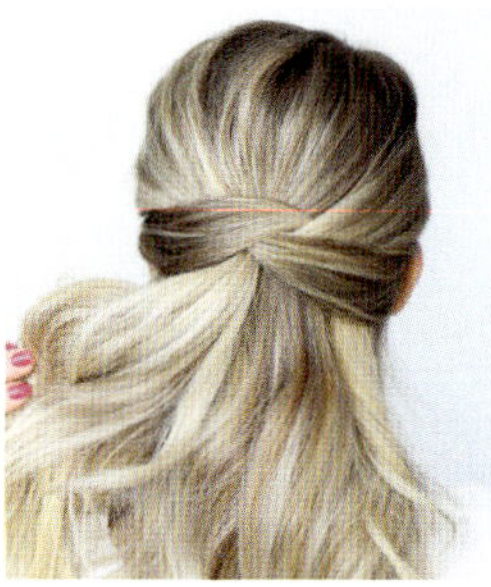

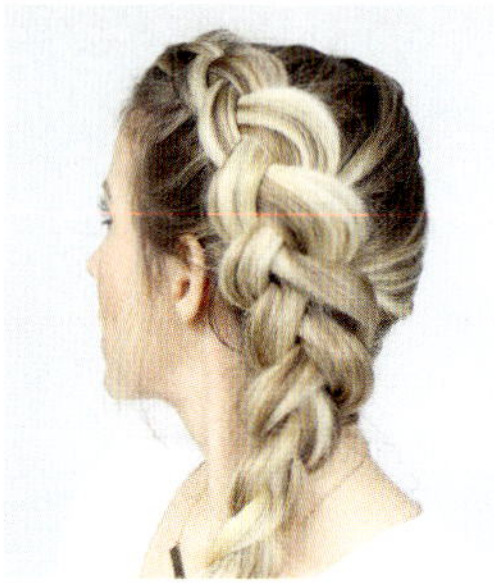

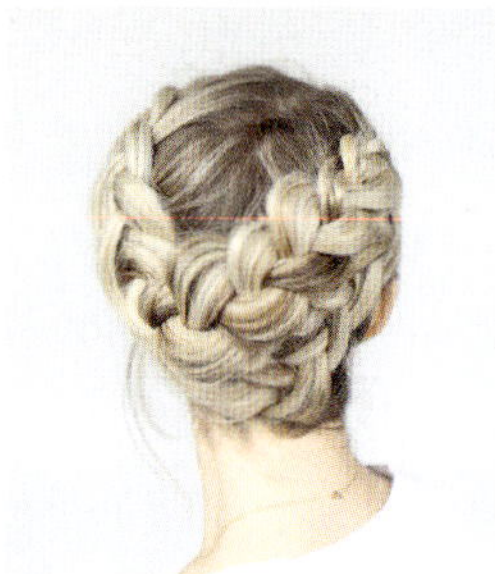

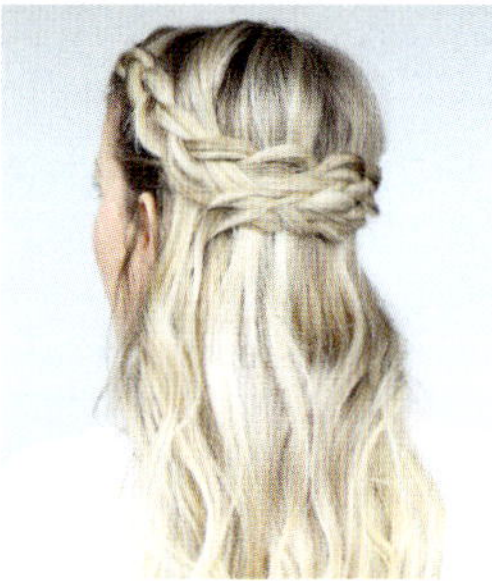

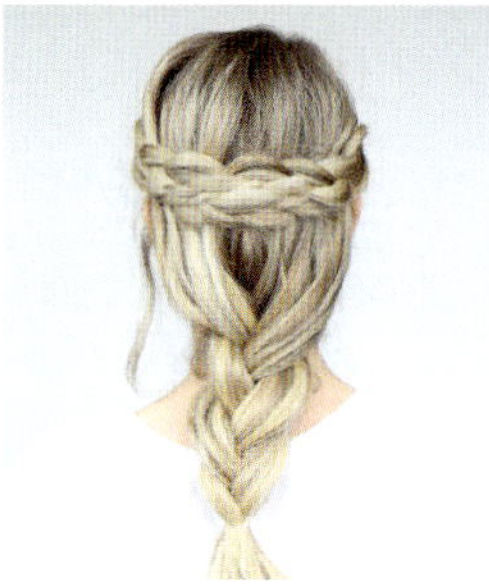

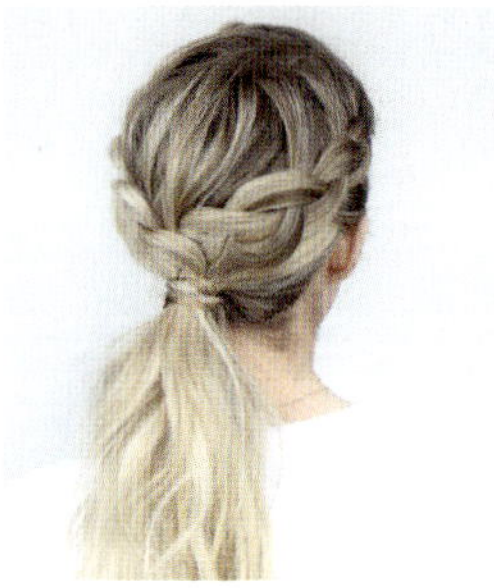

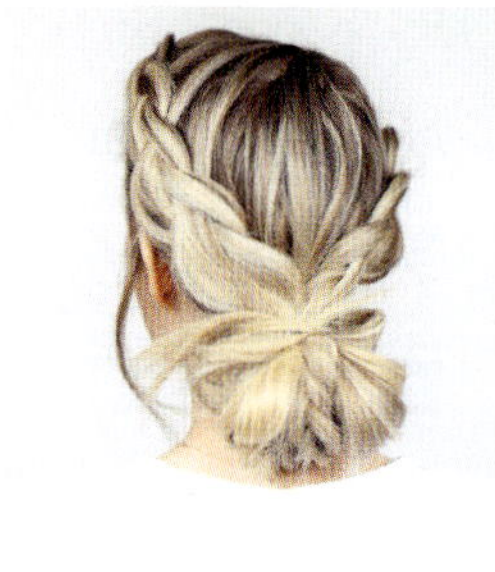

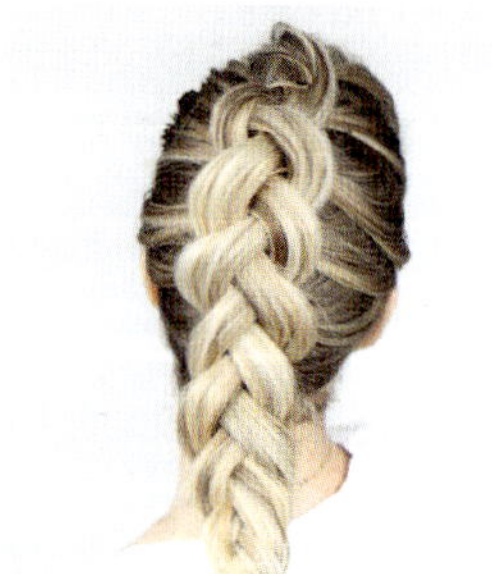

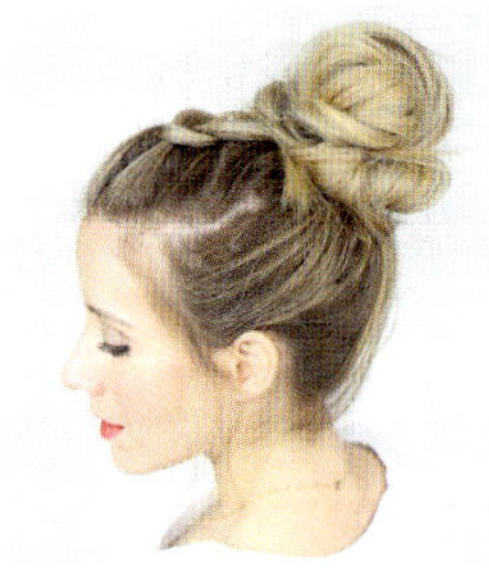

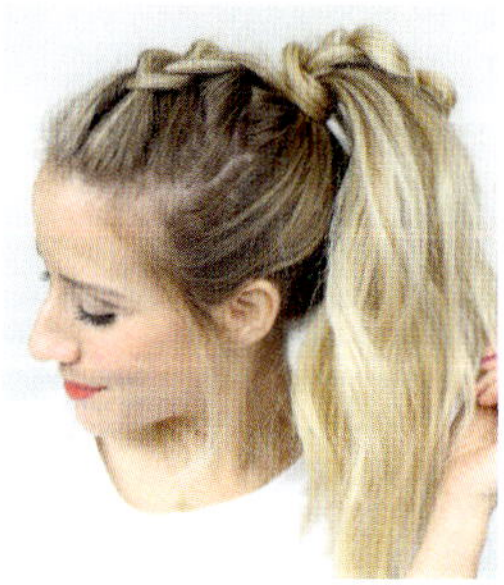

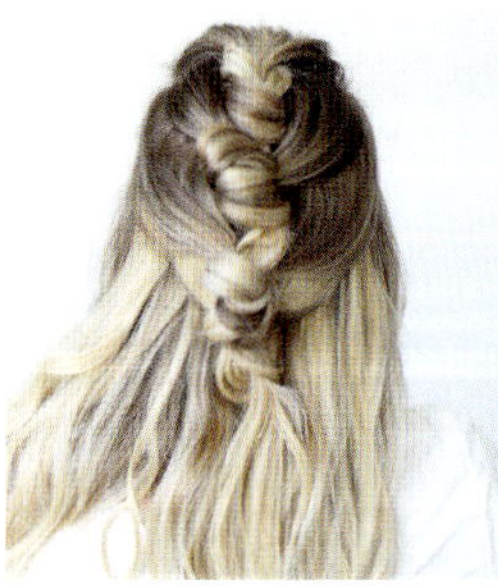

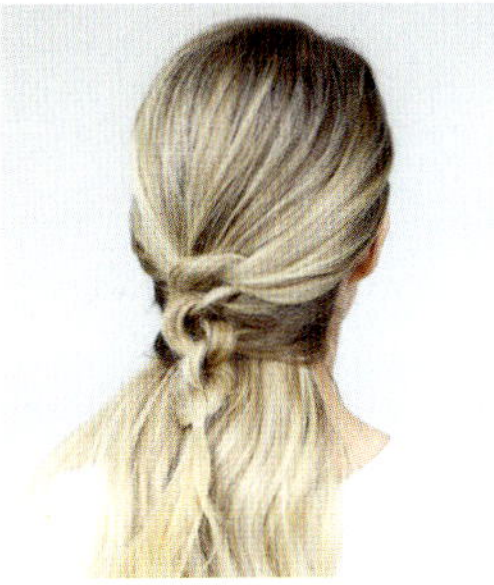

Half-up mit Knoten **50**

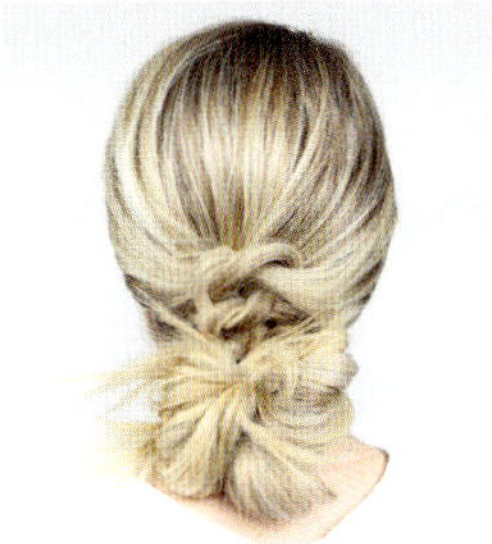

Chignon mit Knoten **53**

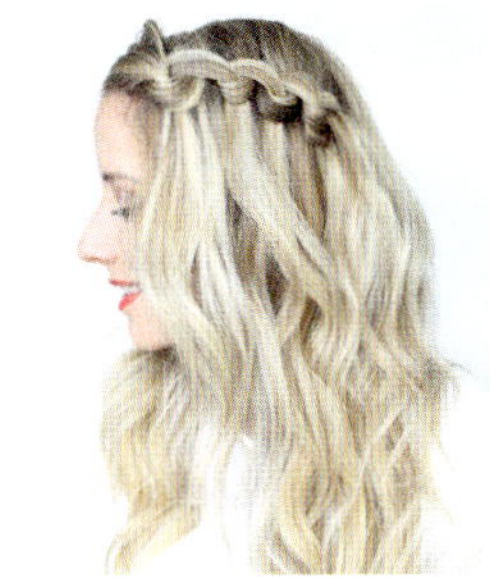

Wellenzopf **55**

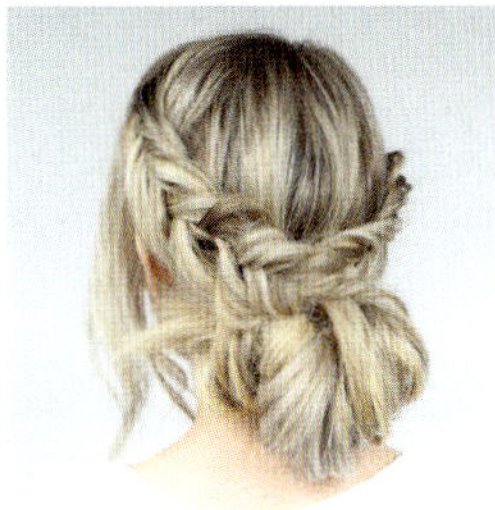

Knoten mit Ährenzöpfen **59**

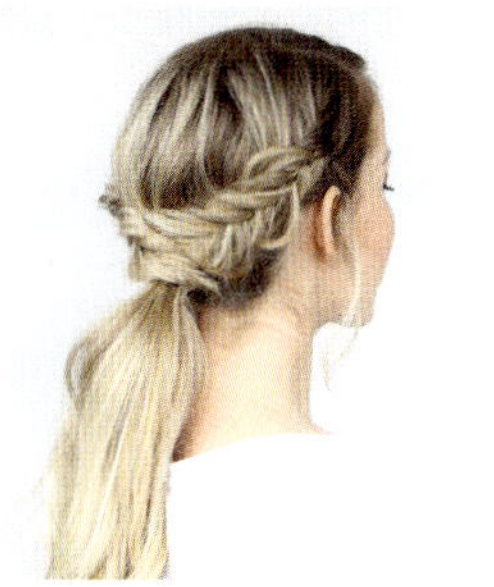

Pferdeschwanz mit Ährenzöpfen **61**

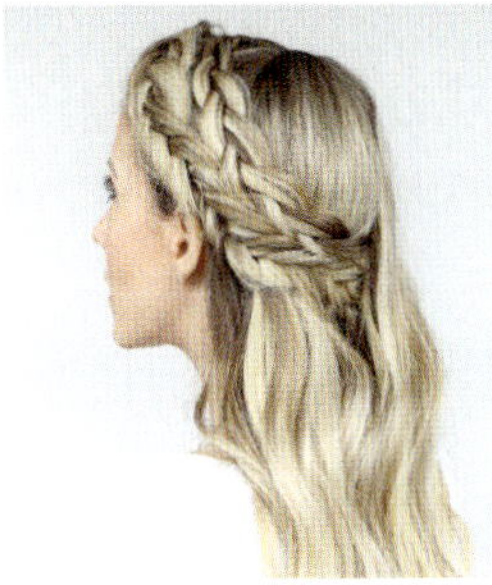

Flecht-Mix **62**

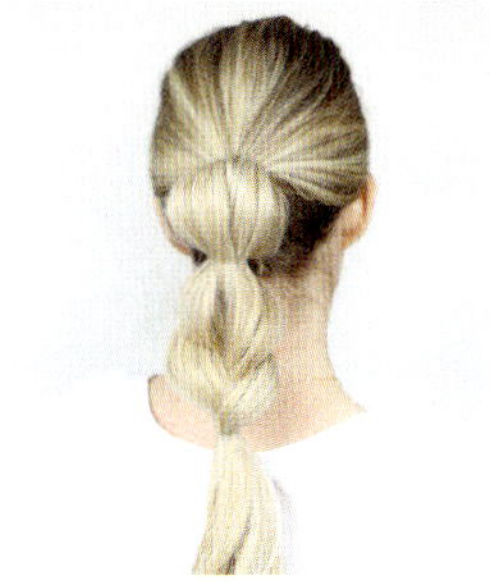

Pferdeschwanz mit Zopf-Mix **65**

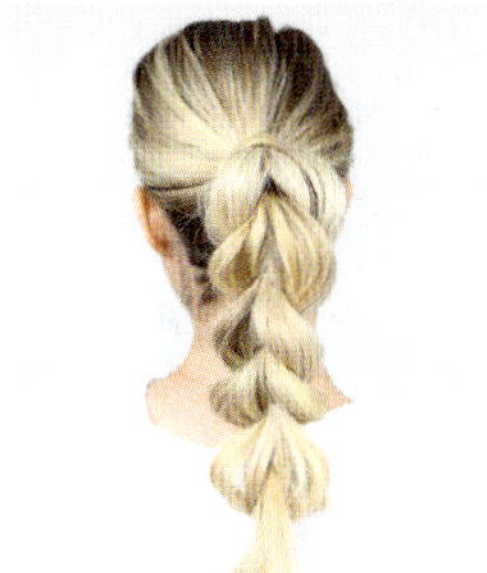

Pferdeschwanz, durchgezogen **67**

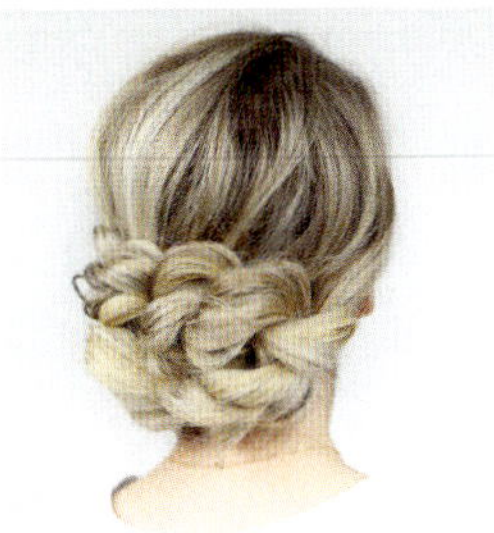

Knoten, durchgezogen **71**

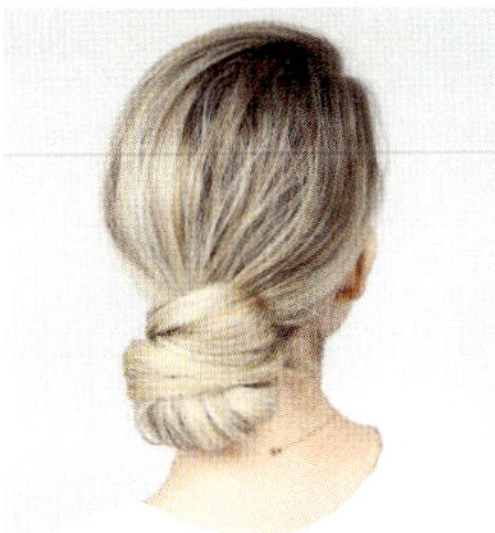

Simpler Knoten **75**

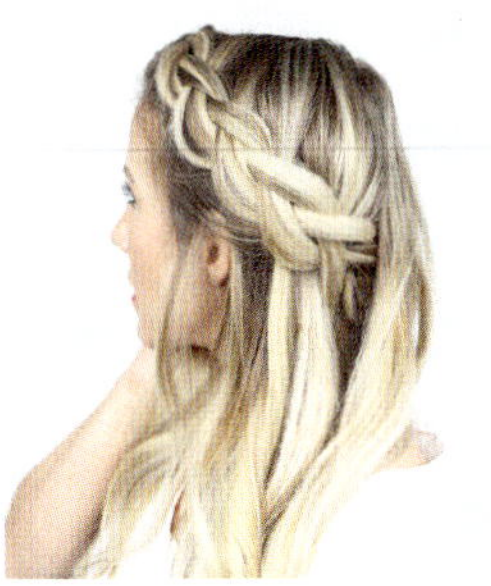

Lockerer flämischer Zopf **77**

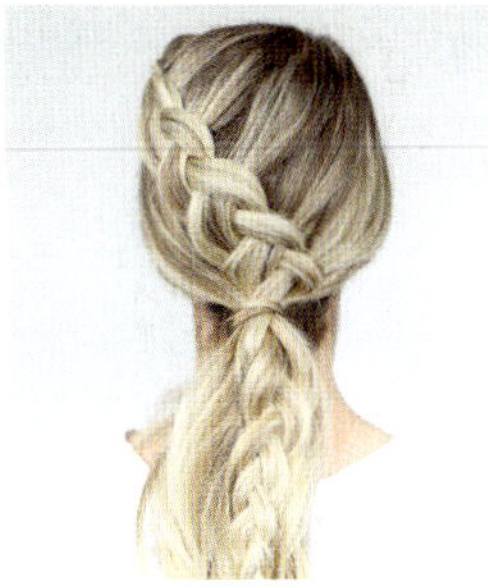

Pferdeschwanz mit flämischem Zopf **79**

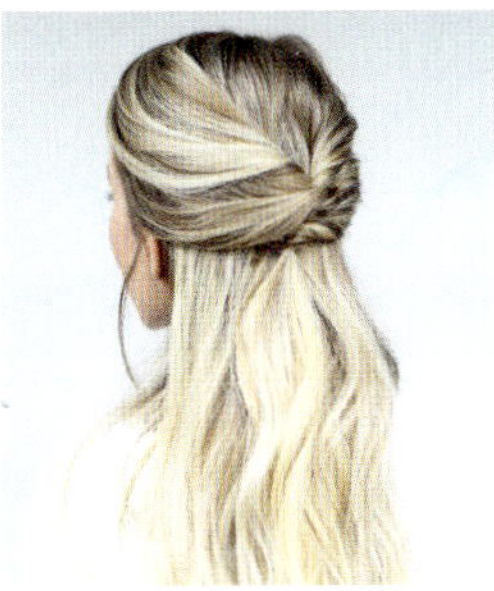

Half-up, geschlungen **81**

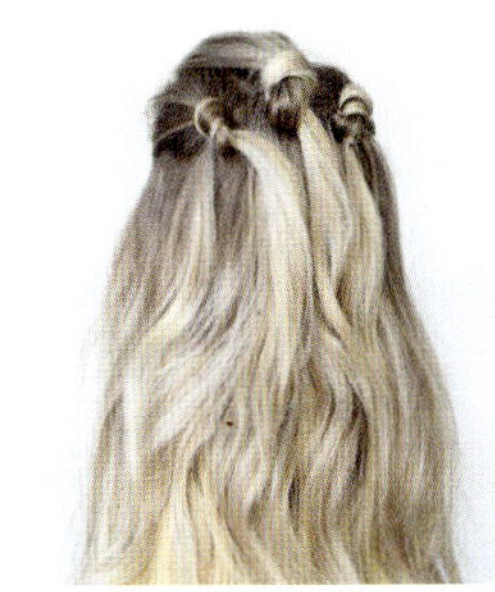

Drei Knoten **83**

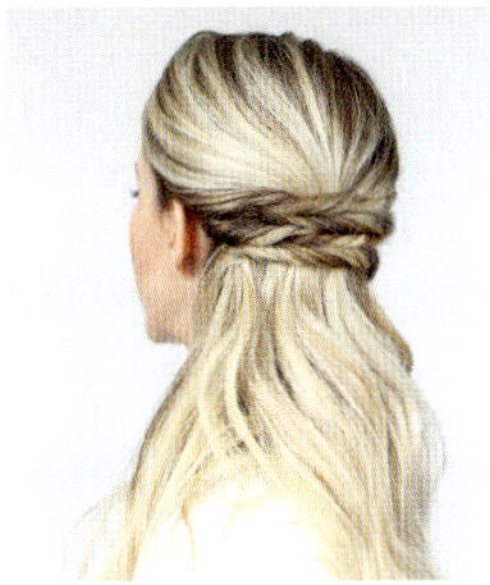

Half-up mit Kordeln **86**

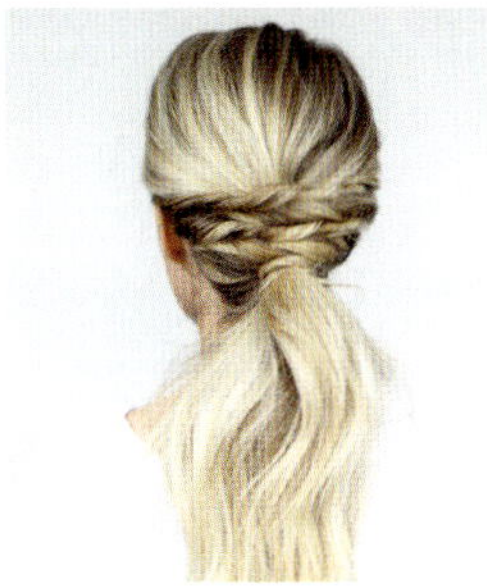

Pferdeschwanz mit Kordeln **88**

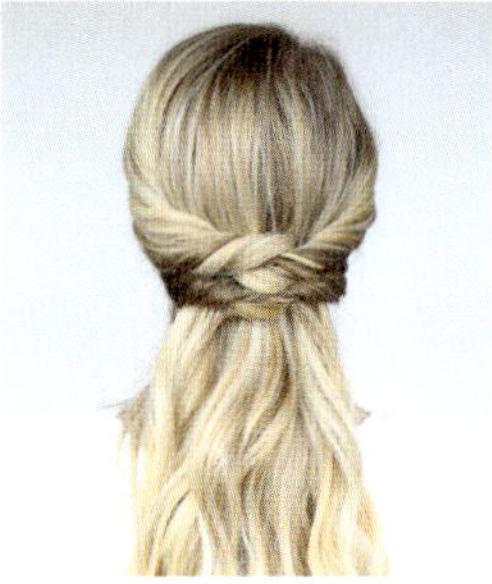

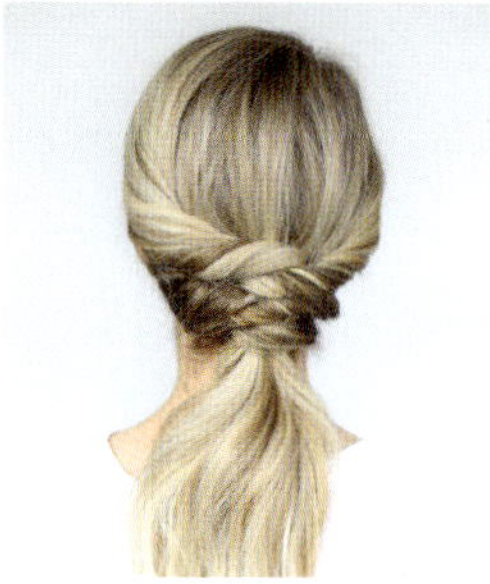

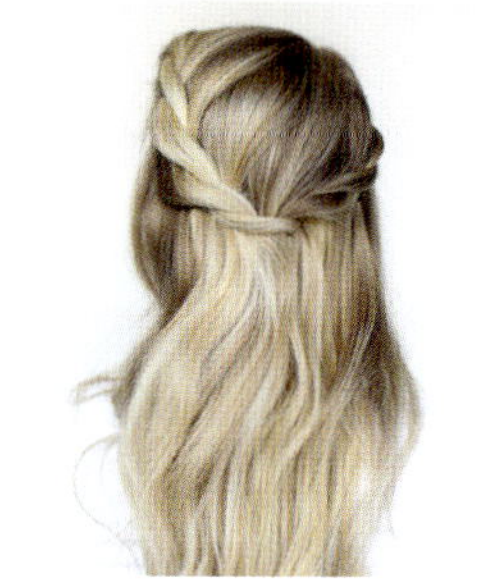

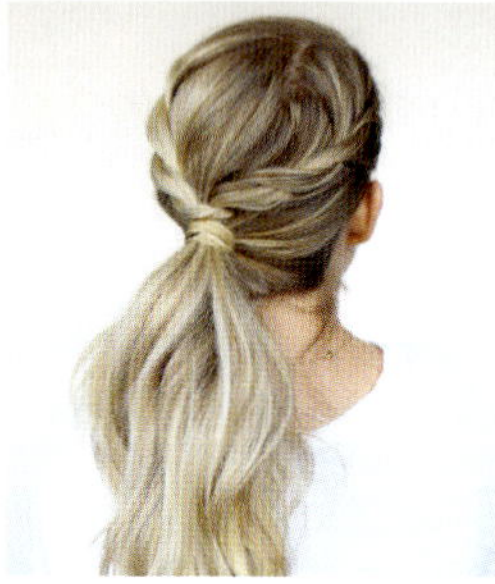

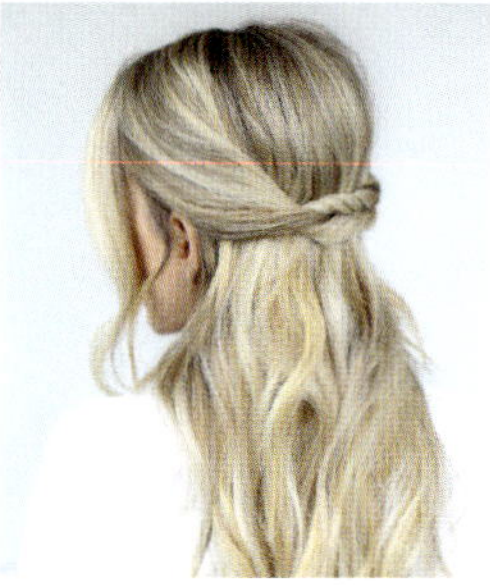

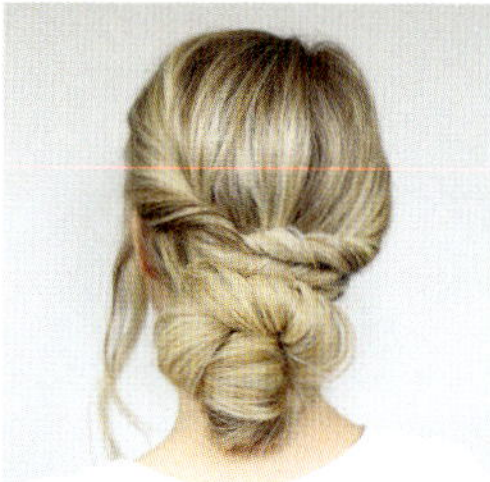

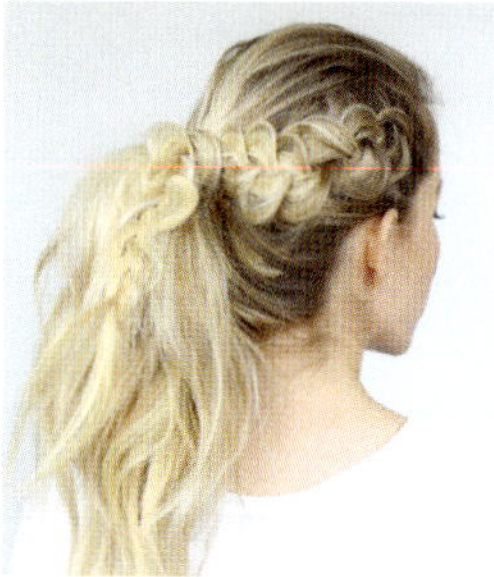

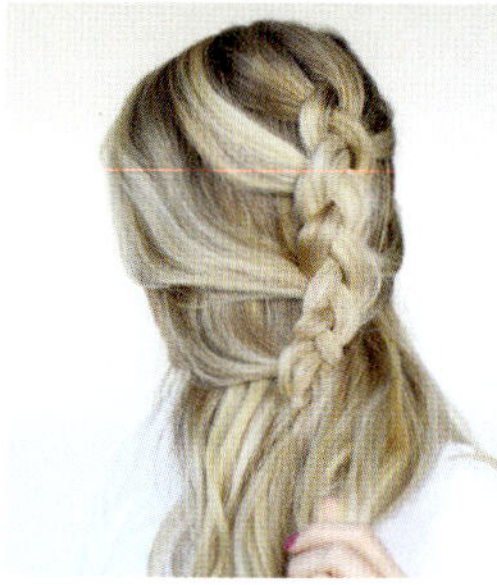

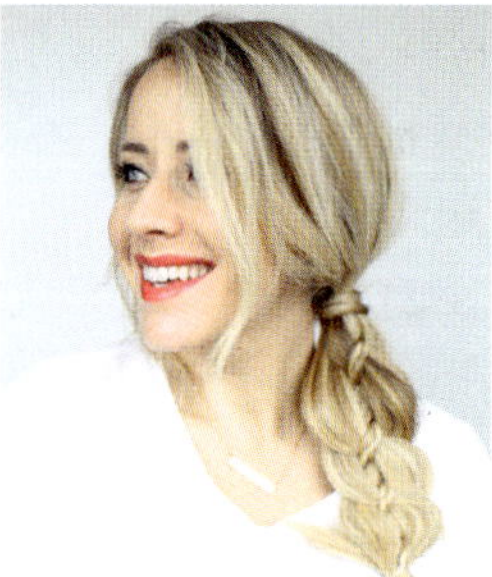

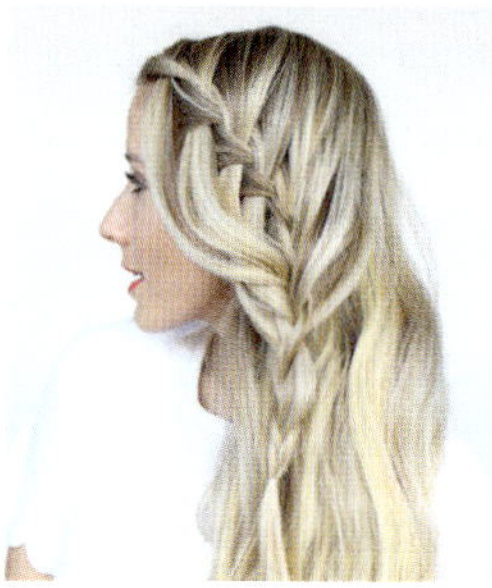

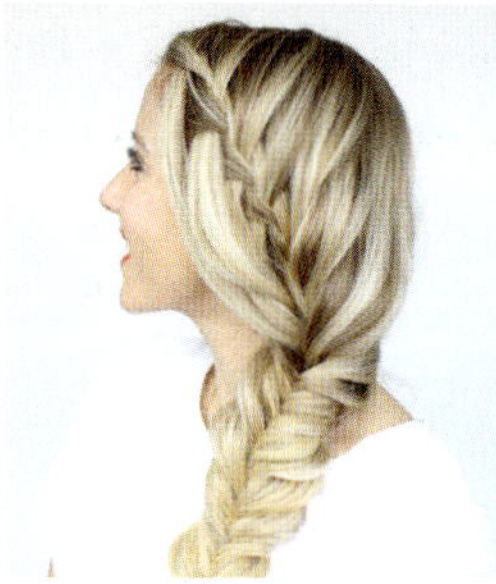

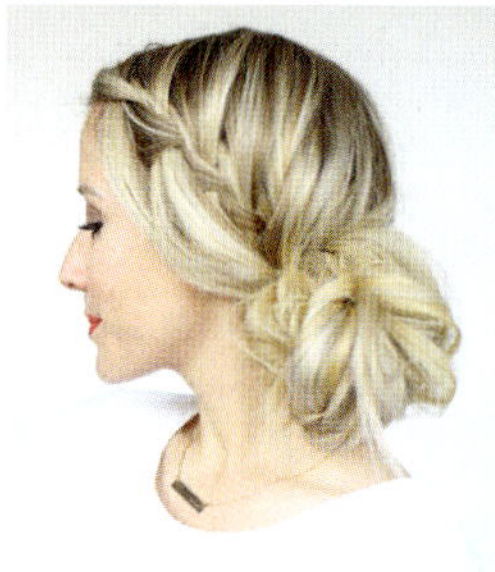

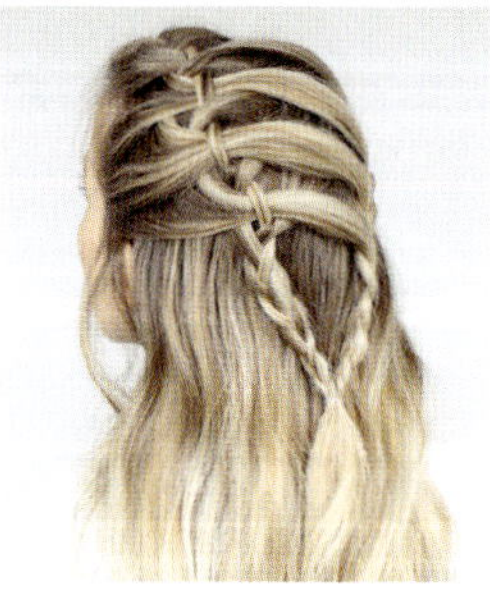

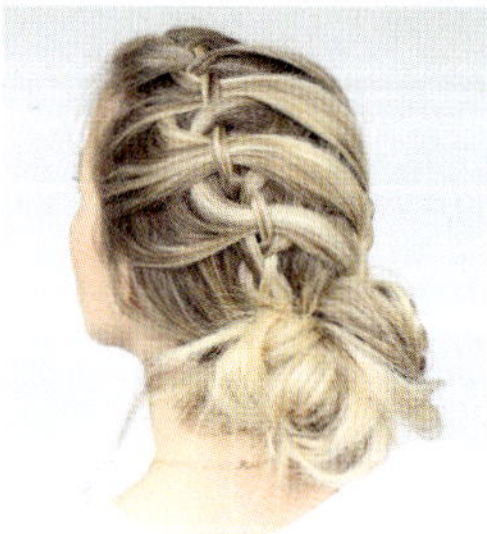

Vorwort

HALLO!

Ich heiße Abby und freue mich, dass Sie mein Buch aufgeschlagen haben. Ich hoffe, Sie finden darin viele neue Frisurenideen für jeden Tag. Mein Exemplar des Buchs bewahre ich im Bad auf – für Tage, an denen ich es eilig habe, mir aber auf die Schnelle einfach nichts einfallen will. Sie finden hier aber nicht nur Alltagsfrisuren, die im Handumdrehen gemacht sind. Auch für besondere Anlässe, größere Feste oder vielleicht eine Hochzeit habe ich mir Vorschläge überlegt, mit denen Sie großartig aussehen (und sich auch so fühlen) werden.

Natürlich können in diesem Buch nicht alle Themen zur Sprache kommen, immerhin habe ich nur 128 Seiten Platz. Ich möchte Ihnen mit meinen Vorschlägen aber Lust darauf machen, selbst etwas Neues auszuprobieren. Nur Mut, seien Sie kreativ! Sie brauchen sich nur ein paar Minuten Zeit nehmen, um toll auszusehen. Das stärkt übrigens auch das Selbstbewusstsein!

DARF ICH MICH VORSTELLEN?

Ich bin keine Friseurin, sondern eine ganz normale junge Frau mit vier kleinen Kindern und einem Faible für schöne Frisuren, von dem ich auch auf meinem Blog und auf YouTube berichte. Ich bin überzeugt, dass man jede Frisurenidee umsetzen kann. Es ist noch gar nicht lange her, da wusste ich nicht einmal, wie man einen Bauernzopf flicht. Ich hatte keine Ahnung vom Bloggen und Fotografieren, und schon gar nicht von der Welt der sozialen Medien. Mein Motto war aber schon immer: »Geht nicht gibt's nicht«. Manchmal muss man sich ein bisschen anstrengen, aber das lohnt sich.

Gekonntes Styling ist keine Frage von Talent. Sie werden in diesem Buch einige neue Flechttechniken lernen und gelegentlich werde ich Ihre Geduld auf die Probe stellen. Bleiben Sie dran, dann werden Sie schon bald jede Menge Komplimente ernten.

Alle Frisuren in diesem Buch finden Sie auch auf meinem YouTube-Kanal. Suchen Sie einfach nach »Twist Me Pretty«. Wenn Ihnen ein Style besonders schwierig erscheint, verschaffen Sie sich zuerst im Buch einen Überblick über die einzelnen Schritte. Dann können Sie mir online auf die Finger schauen. Natürlich können Sie mich über meine Website twistmepretty.com oder auf Instagram @twistmepretty auch direkt kontaktieren.

Jetzt noch ein bisschen Grundwissen, dann kann es losgehen.

GRUNDTECHNIKEN, DIE SIE KENNEN SOLLTEN

- **Französischer Zopf:** Hier werden die äußeren Strähnen immer ÜBER die mittlere gelegt. Dies ist die Basis vieler Flechttechniken. Wenn Sie den französischen Zopf beherrschen, kommt der Rest fast von allein.

- **Flämischer Zopf:** In diesem Fall werden die äußeren Strähnen UNTER die mittlere gelegt. Wir haben es quasi mit einem umgekehrten französischen Zopf zu tun. Dieser Zopf wirkt besonders plastisch.
- **Ährenzopf:** Diese Zöpfe sehen raffiniert aus, sind aber ganz einfach zu flechten. Wir arbeiten mit vier Strähnen, die abwechselnd zur Mitte gelegt und gekreuzt werden.
- **Wasserfall-Zopf:** Hier gehen Sie ähnlich vor wie bei einem französischen Zopf, allerdings müssen Sie regelmäßig eine Strähne fallen lassen und eine neue aufnehmen!

Diese Grundtechniken habe ich in meinem ersten Buch *Haare flechten* ausführlich erklärt. Wer eine Auffrischung braucht, kann sich meine Videos dazu ansehen.

Tipp: Stellen Sie sich beim Üben anfangs nicht vor den Spiegel! Lesen Sie die Anleitung zuerst ganz durch und sprechen Sie die einzelnen Schritte laut aus, während Sie sie ausführen. Bleiben Sie dran, wenn es beim ersten Mal nicht klappt. Übung macht den Meister!

STYLES KOMBINIEREN

Ich liebe Frisuren, die aus mehreren Flechttechniken bestehen. Sie finden in diesem Buch mehrere Beispiele. Einen Flechtkranz kann man beispielsweise zu gelockten Haaren tragen, aber man kann ihn auch mit einem Knoten im Nacken oder mit Ährenzöpfen kombinieren. So wirken selbst einfache Flechttechniken gleich viel raffinierter.

NÜTZLICHE HILFSMITTEL

- **Stabile Haarklemmen:** Sparen Sie bei Haarklemmen und Haarnadeln nicht am falschen Ende. Hochwertige Haarklemmen sitzen fest und sicher, verbiegen nicht so leicht und haben sauber geglättete Kanten, die Ihre Haare nicht beschädigen.

- **Stylingstab, 2,5 cm:** Für die weichen Wellen, die Sie auf den Fotos sehen, habe ich einen Stylingstab verwendet. Der Durchmesser von 2,5 cm gefällt mir gut, weil die Wellen lange halten und mit der Zeit nur etwas lässiger und lockerer wirken.

  Tipp: Besonders weich fallen die Wellen, wenn man sie gleich nach dem Lösen des Stylingstabs behutsam in die Länge zieht. So wird die Sprungkraft der Haare leicht verringert.

- **Transparente Haargummis:** Ich mag am liebsten Gummis, die sich leicht dehnen lassen. Sie schnüren die Haare nicht so stark zusammen.
- **Trennmesser:** Wie bitte? Das ist ein Werkzeug zum Schneidern, mit dem man missglückte Nähte auftrennt. Ich benutze es, um transparente Haargummis durchzuschneiden. Das geht schnell und beschädigt die Haare nicht. Trennmesser gibt es für wenig Geld in Stoffgeschäften.
- **Zwei Spiegel:** Sie sollten möglichst einen Spiegel vor sich und einen Spiegel hinter sich haben. So können Sie immer sehen, was Sie mit Ihren Händen tun. Glauben Sie mir, das ist oft sehr hilfreich.
- **Gute Haarpflegeprodukte:** Sparen Sie nicht an der Qualität der Pflegeprodukte – vor allem dann nicht, wenn Sie die Haare regelmäßig färben lassen. Wechseln Sie ab und zu das Produkt, denn die Hersteller verändern und verbessern ihre Rezepturen ständig.
- **Extensions:** Falsche Strähnen, die einfach in die eigenen Haare geclippt werden, sind eine tolle Erfindung. Sie zaubern mehr Länge, geben Zöpfen ein prächtiges Volumen und machen einfach Spaß.

Genug der Theorie, jetzt kann es losgehen. Falls Sie Fragen haben, können Sie gern Kontakt zu mir aufnehmen. Noch viel schöner wäre es, wenn Sie Ihre Kreationen unter dem Hashtag #twistmepretty teilen würden. Ich brenne förmlich darauf, all die neuen Ideen zu sehen!

Und jetzt fangen wir wirklich an. Bitte blättern Sie um!

Die Zöpfe

STRANDKORDELN

Meine Lieblingsfrisur für den Sommer. Das Gesicht bleibt frei, und die Längen kann man sogar zum Pferdeschwanz zusammennehmen!

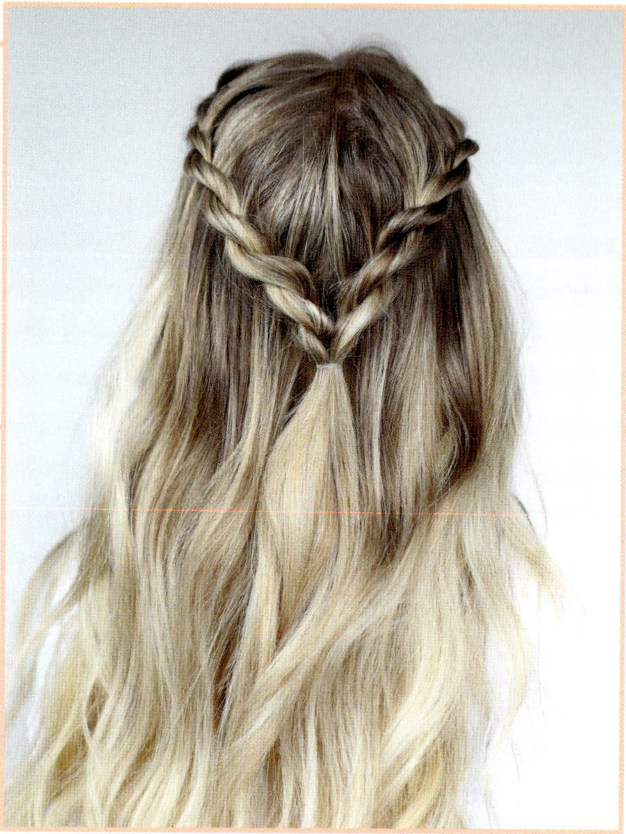

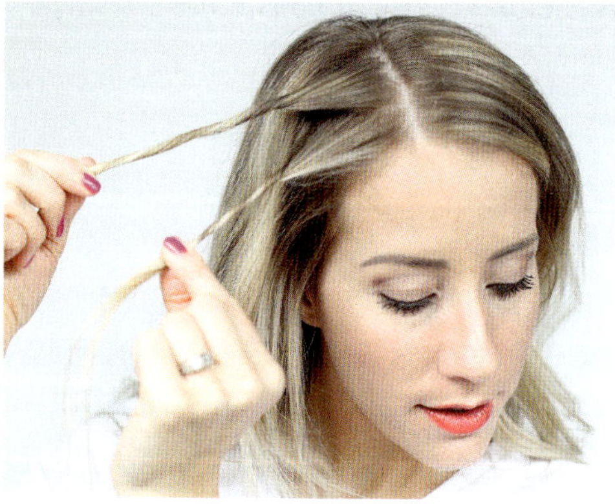

1. Einen hohen Seitenscheitel ziehen. An einer Seite eine kleine, dreieckige Partie abteilen und in zwei Strähnen teilen. Beide zum Gesicht zwirbeln.

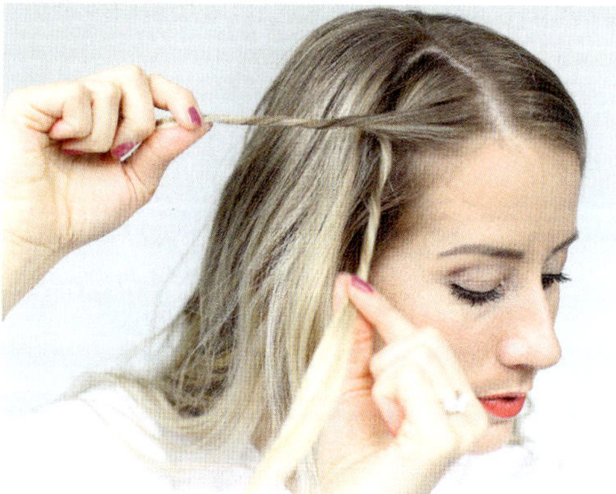

2. Die beiden Strähnen umeinander drehen – diesmal vom Gesicht weg.

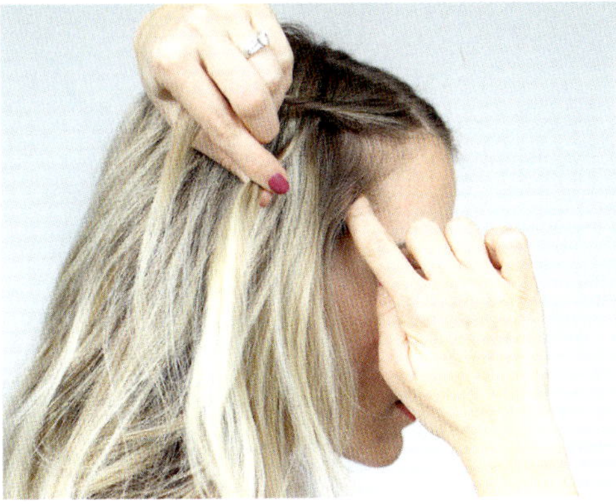

3. Zur unteren Strähne ein paar Haare hinzunehmen.

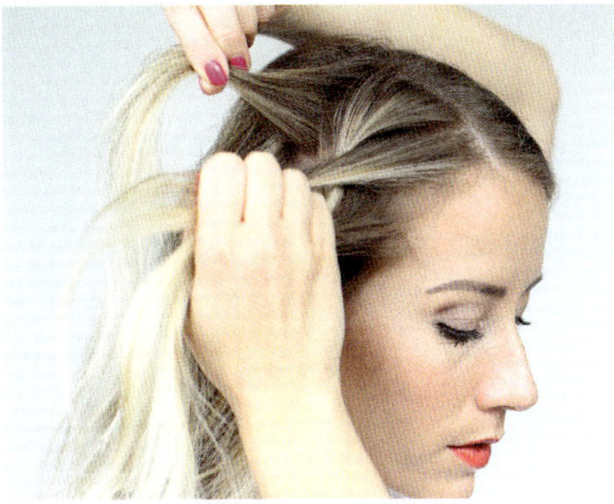

4. Zur oberen Strähne ein paar Haare hinzunehmen.

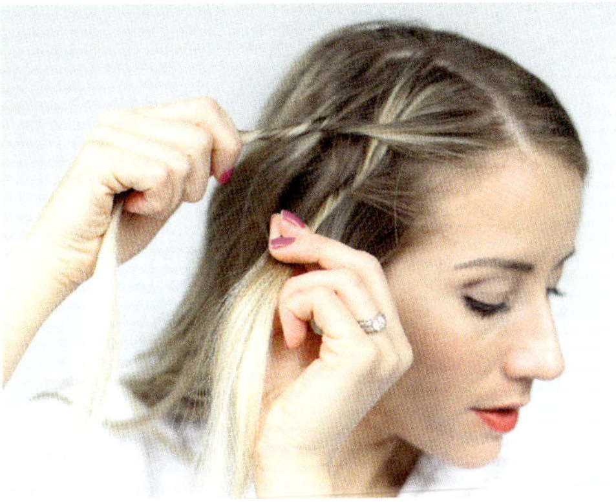

5. Jede Strähne zum Gesicht hin zwirbeln (wie in Schritt 1).

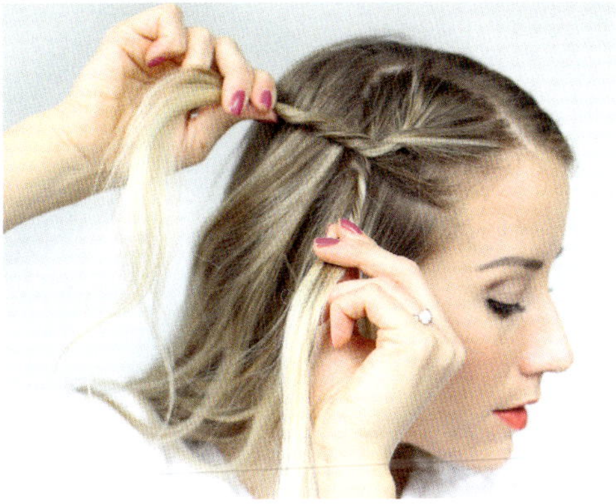

6. Beide Strähnen vom Gesicht weg umeinander drehen.

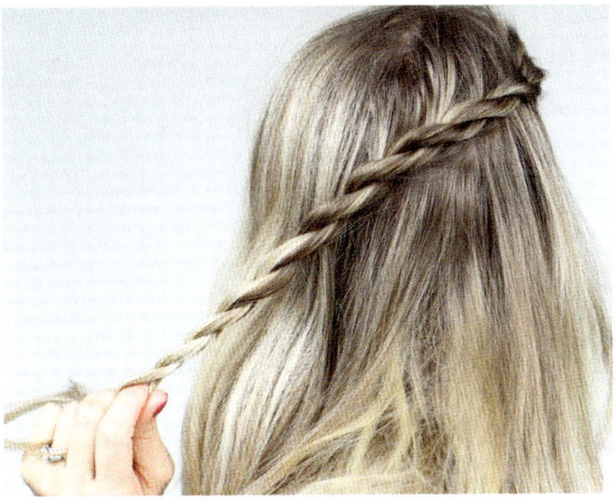

7. Schritte 3–6 bis zum Hinterkopf wiederholen, dann die Haare bis zu den Spitzen zur Kordel drehen.

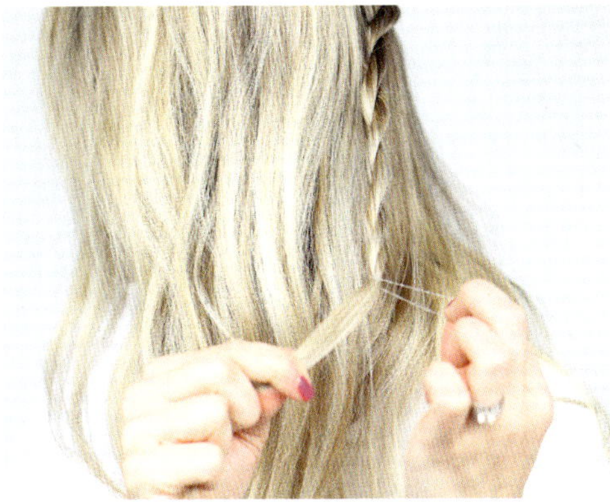

8. Mit einem Haargummi oder einer Klemme zusammenhalten.

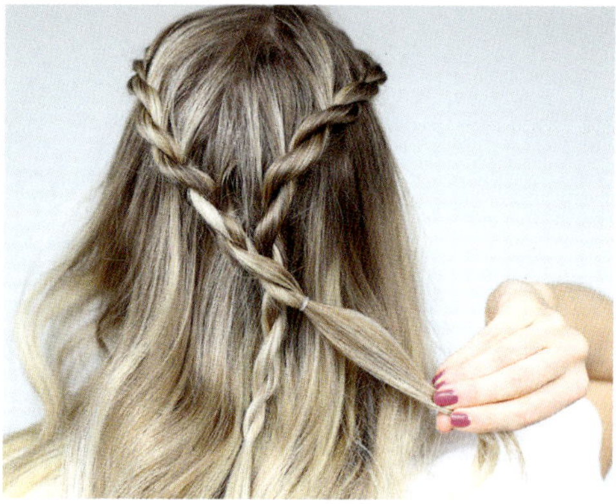

9. Schritte 1–8 auf der anderen Seite des Kopfs wiederholen.

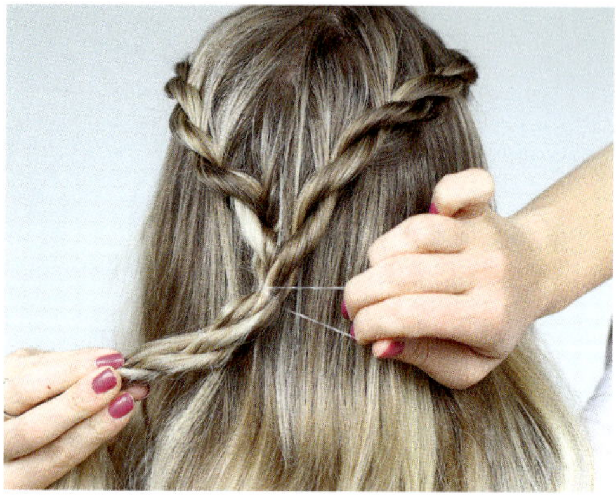

10. Beide Kordeln am Hinterkopf mit einem Gummi zusammenhalten.

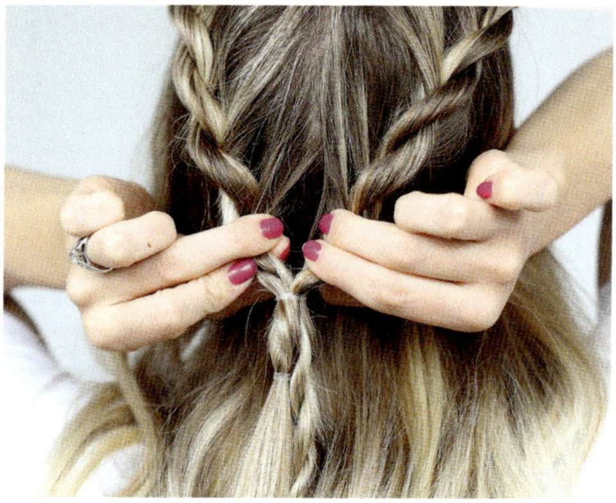

11. Die Haare direkt über dem Gummi spreizen und die Haarspitzen durchziehen.

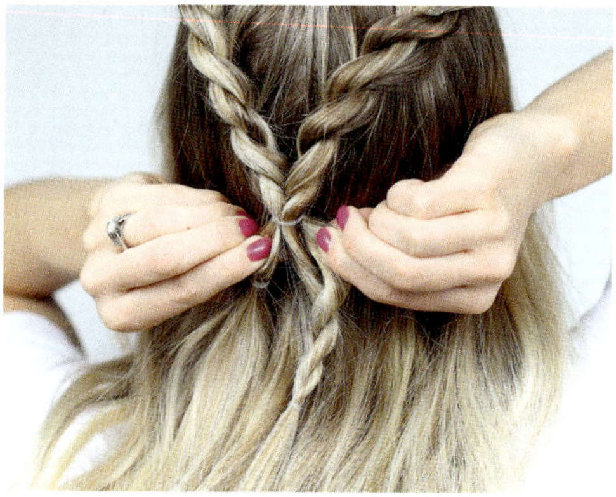

12. Das Gummi festziehen. Die Gummis oder Klammern aus den Spitzen der Kordeln entfernen.

Tipp:

Verteilen Sie vor dem Flechten etwas Gel oder Haarwachs in den Händen, dann lassen sich die feinen fliegenden Enden leichter bändigen. Mit etwas Volumenspray oder Trockenshampoo sitzen die Wellen besser.

BOHÈME-ZÖPFE

So kann man lange Haare offen tragen und das Gesicht bleibt dennoch frei. Schön lässig, aber auch zum Ausgehen fein genug!

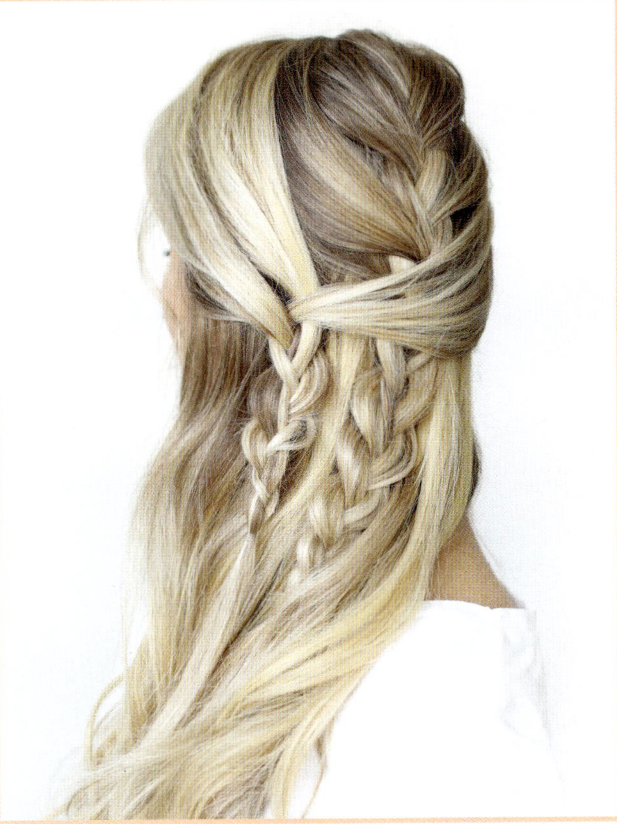

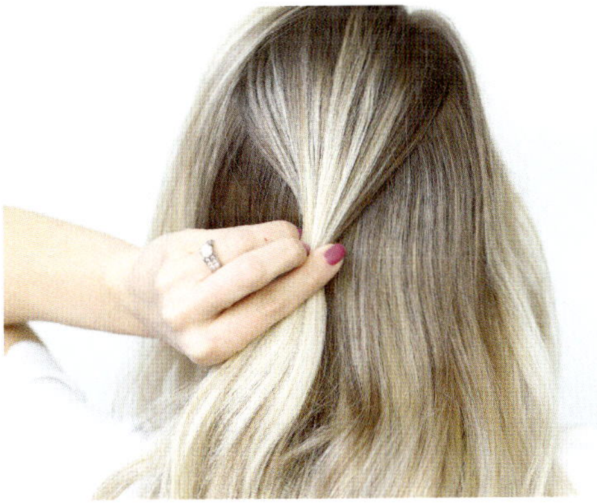

1. Eine Partie Haare am Hinterkopf erfassen. Zwei weitere Partien, eine auf jeder Seite des Gesichts, werden für den zweiten Zopf benötigt.

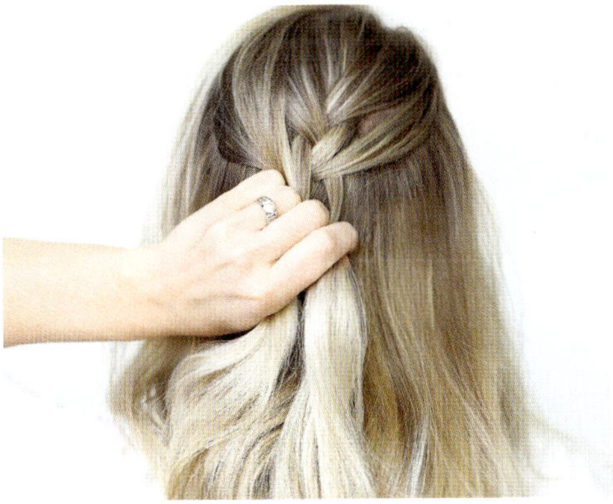

2. Die Partie am Hinterkopf in drei Strähnen teilen, einen französischen Zopf beginnen. Immer die äußeren Strähnen über die mittlere legen.

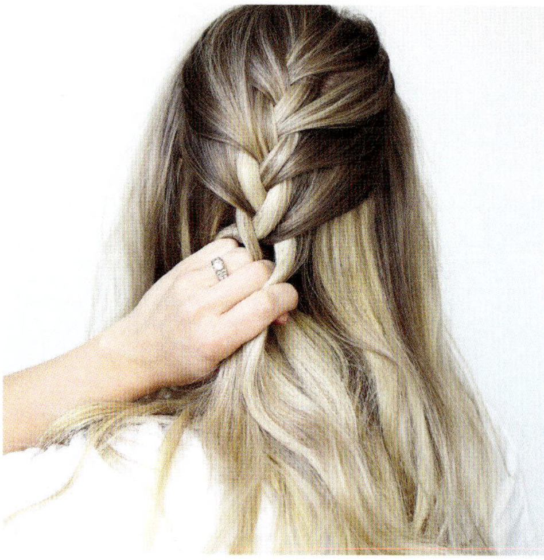

3. Nach vier bis fünf französischen Flechtungen mit den drei Strähnen einen normalen Zopf bis zu den Spitzen flechten.

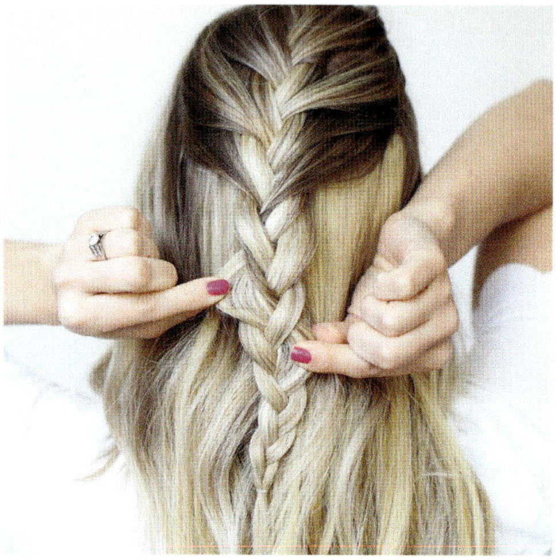

4. Mit einem Haargummi zusammenhalten, dann den Zopf aufzupfen, damit er mehr Volumen bekommt.

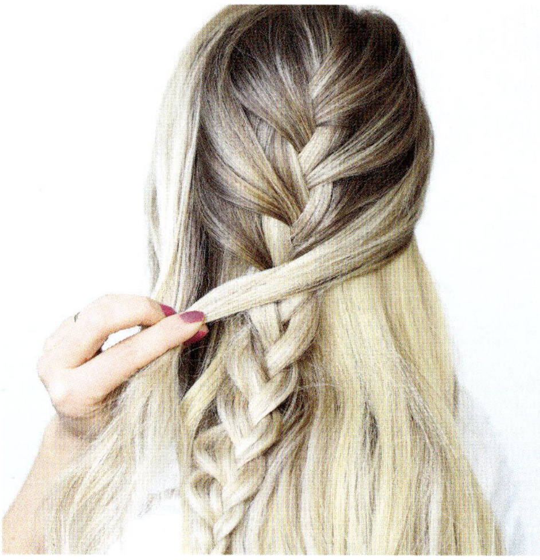

5. Eine der beiden vorderen Partien oberhalb des Nackens über den Zopf führen. Die andere Partie liegt neben dem geflochtenen Zopf.

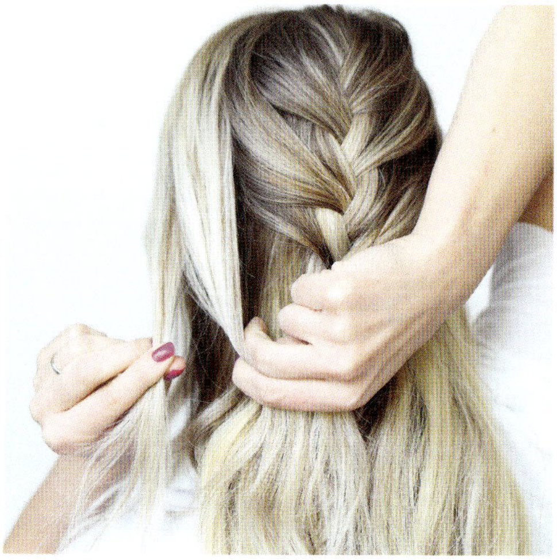

6. Die Partie neben dem Zopf in zwei Strähnen teilen.

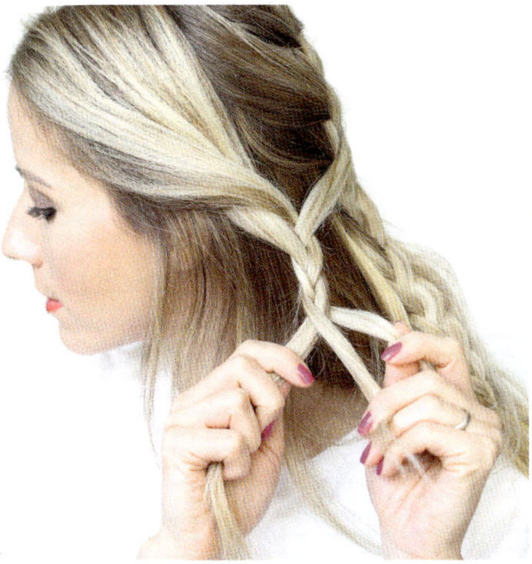

7. Mit den drei Strähnen einen einfachen Zopf bis zu den Spitzen flechten.

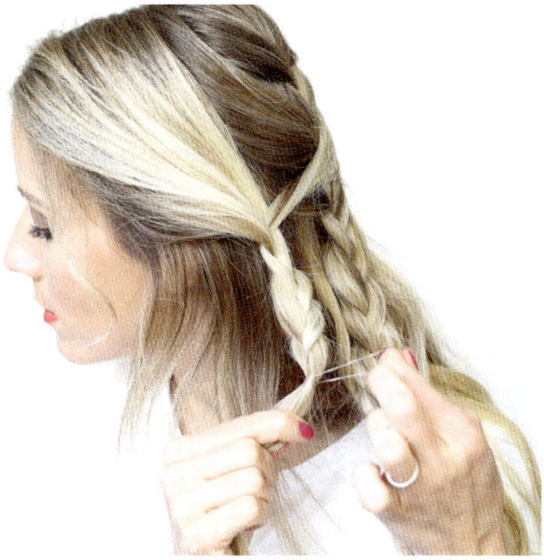

8. Mit einem transparenten Haargummi zusammenhalten. Den Zopf schön füllig aufzupfen.

FLÄMISCHE ZÖPFE

Dicke Zöpfe liegen im Trend. Mit diesen machen Sie beim Einkaufen eine ebenso gute Figur wie beim Sport. Und das Tollste ist, dass sie sich leicht abwandeln lassen.

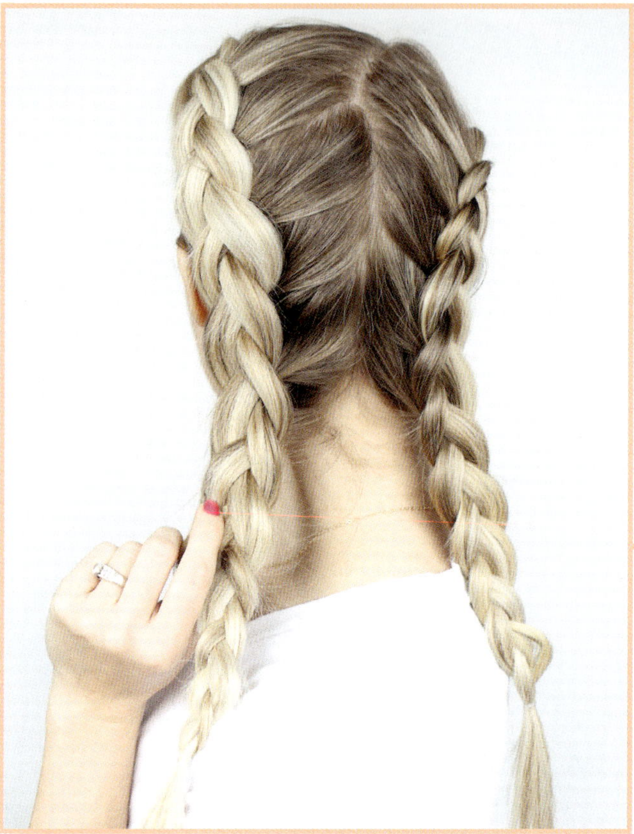

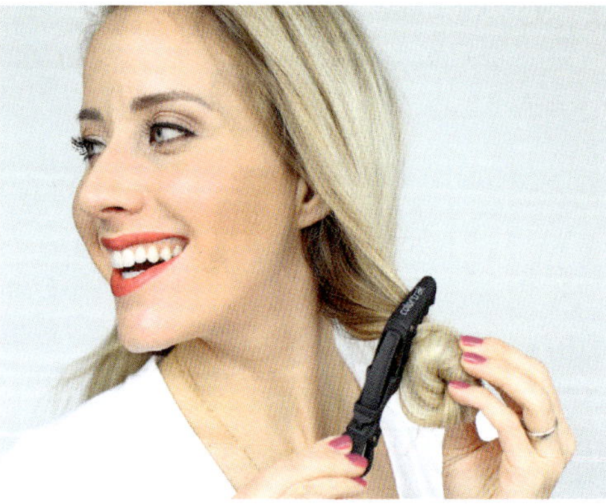

1. Die Haare in zwei Hälften teilen. Eine Hälfte mit einem Clip festhalten.

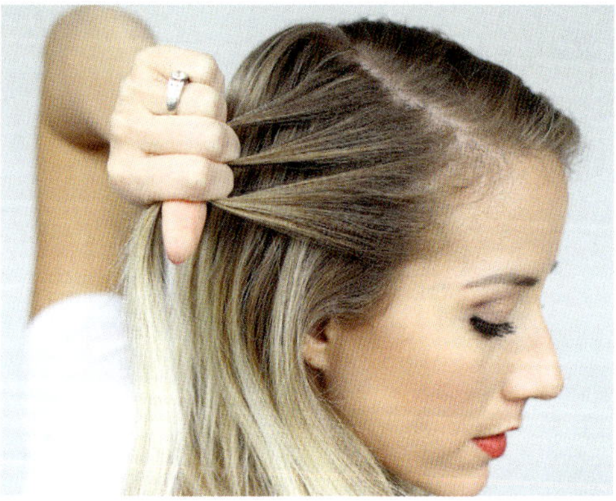

2. Vorn eine kleine Partie aufnehmen und in drei Strähnen teilen. Einen flämischen Zopf beginnen (äußere Strähnen unter die mittlere legen).

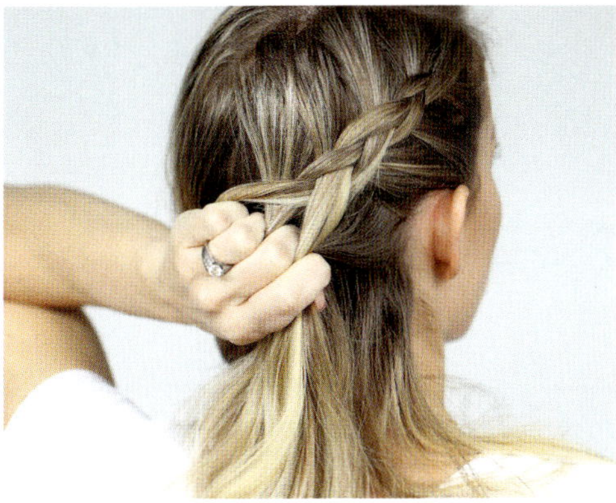

3. Weiter flechten, dabei immer neue Strähnen hinzunehmen.

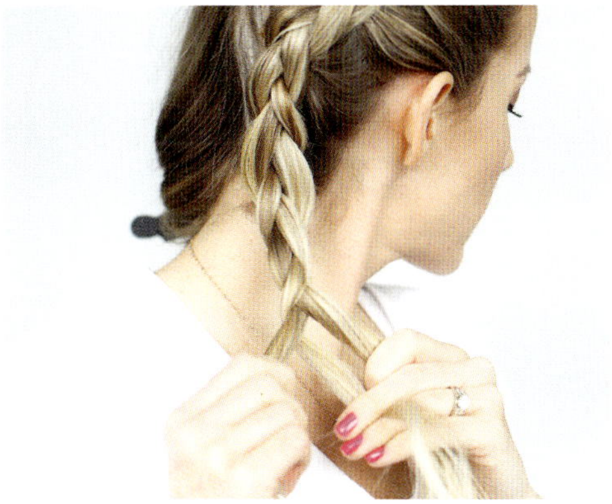

4. Vom Nacken an einen einfachen Zopf flechten. Mit einem Haargummi zusammenhalten.

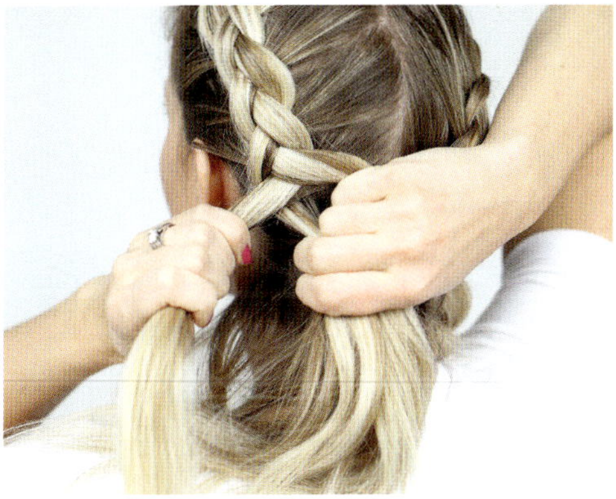

5. Schritte 2–4 auf der anderen Seite wiederholen.

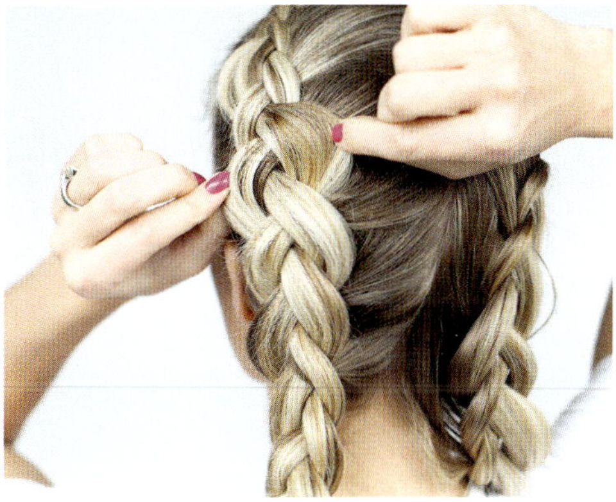

6. Die Zöpfe etwas aufzupfen, damit sie schön voluminös aussehen.

Tipp:

Schmale Extensions lassen sich prima in die flämischen Zöpfe einflechten. Die Befestigungsklammern werden einfach beim Aufzupfen der Zöpfe versteckt.

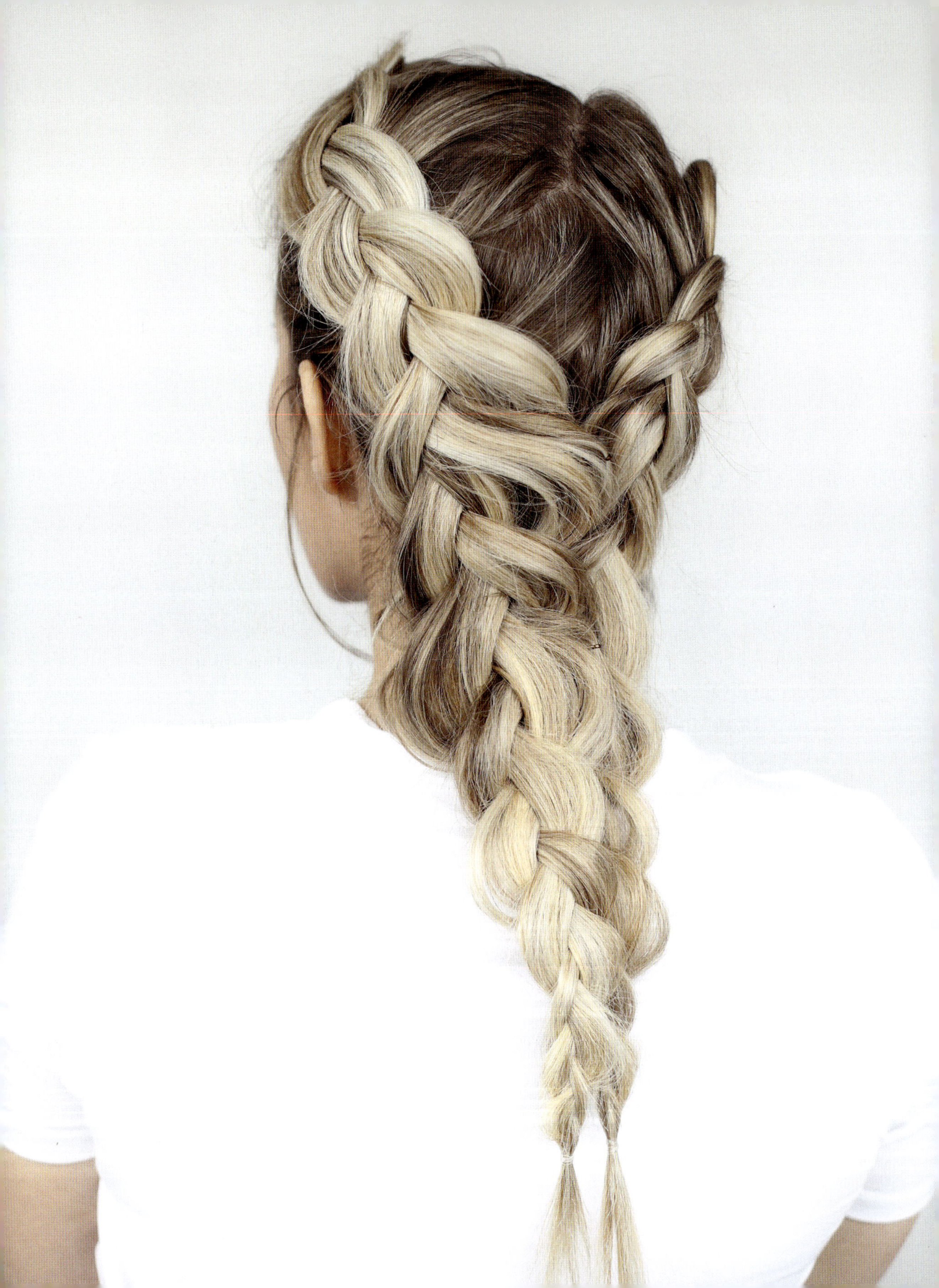

EDLE FLÄMISCHE ZÖPFE

Wenn die Zopffrisur etwas eleganter aussehen soll, versuchen Sie es einmal mit dieser raffinierten Variante!

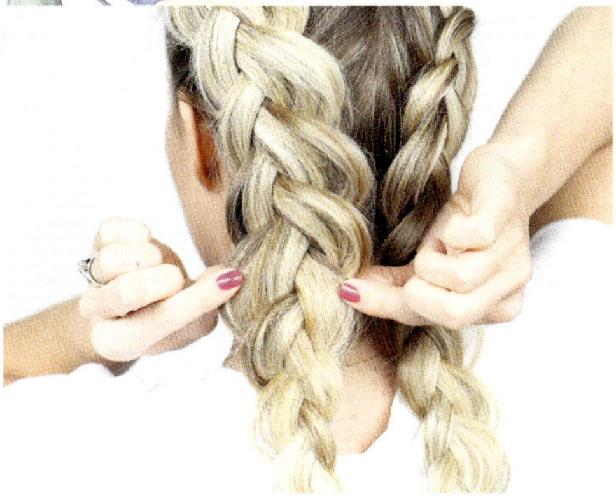

1. Die flämischen Zöpfe (Seite 18) flechten und voluminös aufzupfen.

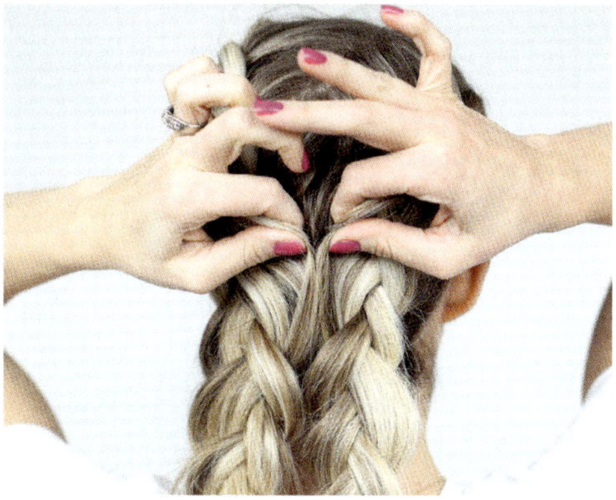

2. Die Zöpfe am Oberkopf dicht zueinanderziehen.

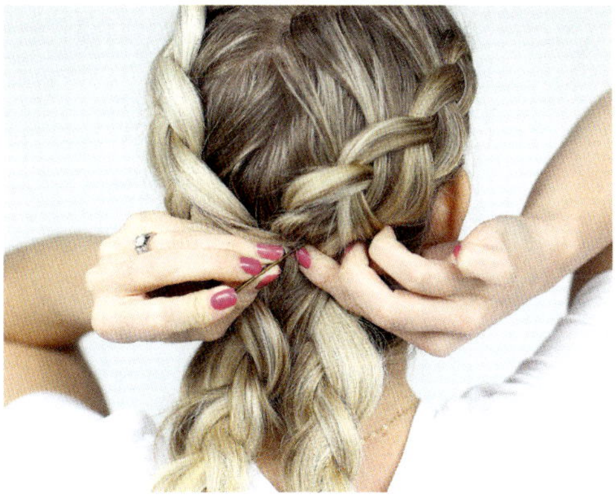

3. Einen Zopf über den anderen legen. Eine Klemme über eine schmale Partie des oberen Zopfs schieben, dann in den unteren Zopf stecken.

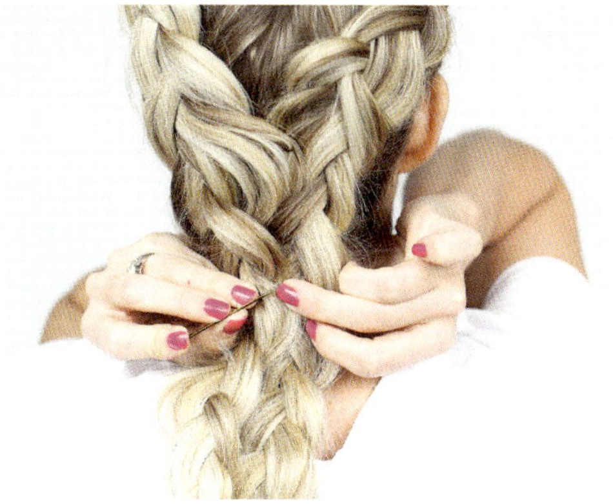

4. Die Zöpfe im Nacken mit einer zweiten Klemme zusammenstecken.

FLÄMISCHER ZOPFKRANZ

Diese Frisur gelingt auch mit halblangen Haaren. Wer lange Haare hat, flicht um den ganzen Kopf herum und steckt die Enden mit Haarklemmen fest.

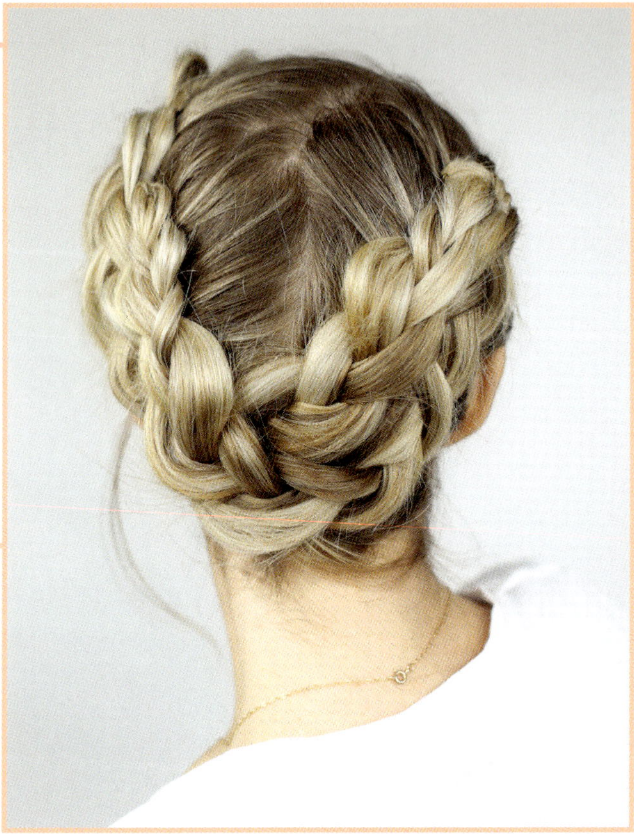

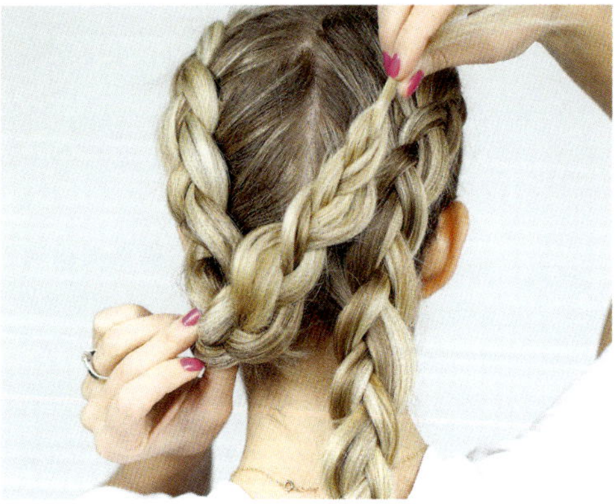

1. Zuerst die flämischen Zöpfe (Seite 18) flechten. Das Ende eines Zopfs nach oben zum Anfang des anderen Zopfs legen.

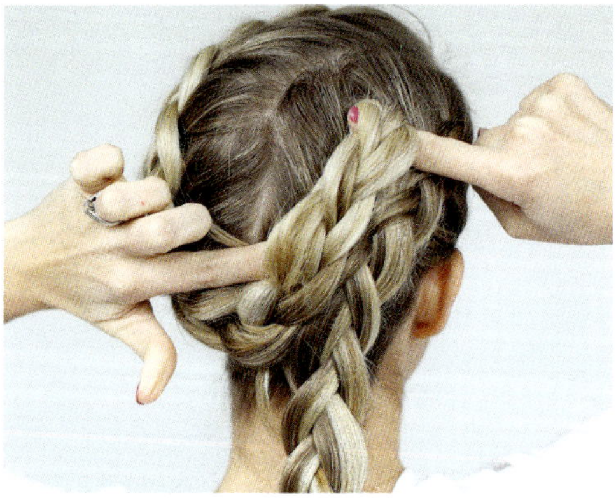

2. Falls der Zopf lang genug ist, sein Ende um den Finger wickeln.

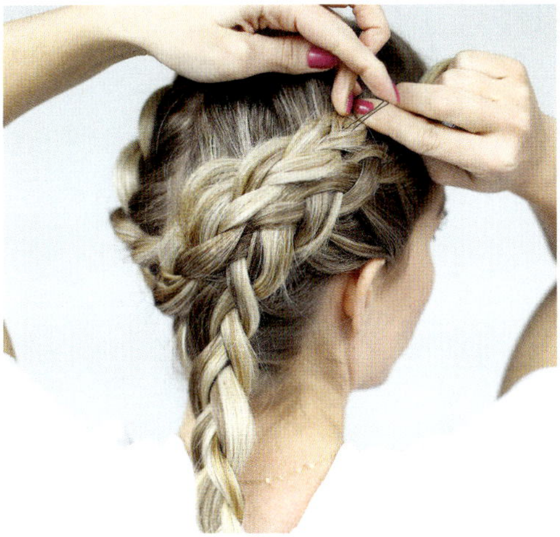

3. Mit Haarklemmen feststecken.

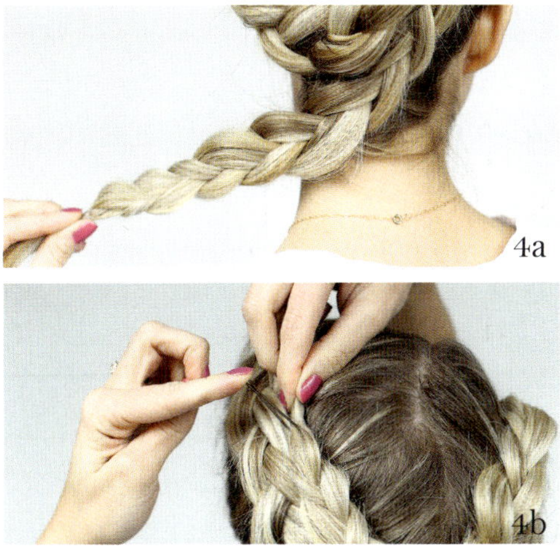

4a

4b

4. Den zweiten Zopf über den ersten legen und mit Haarklemmen fixieren.

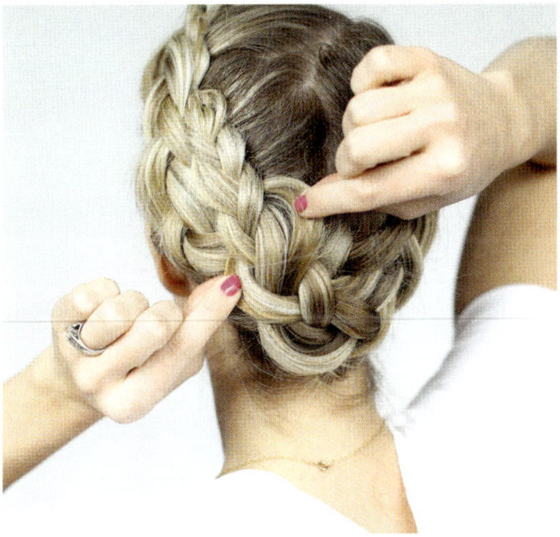

5. Beide Zöpfe aufzupfen, damit sie fülliger aussehen.

Tipp:

Frisch gewaschene Haare sind oft zu rutschig zum Flechten. Mit etwas Trockenshampoo oder Haarspray werden sie griffiger!

FIX VERFLOCHTEN

Diese Frisur sieht eindrucksvoll aus und ist dabei so schnell gemacht. Der perfekte Style für jeden Tag!

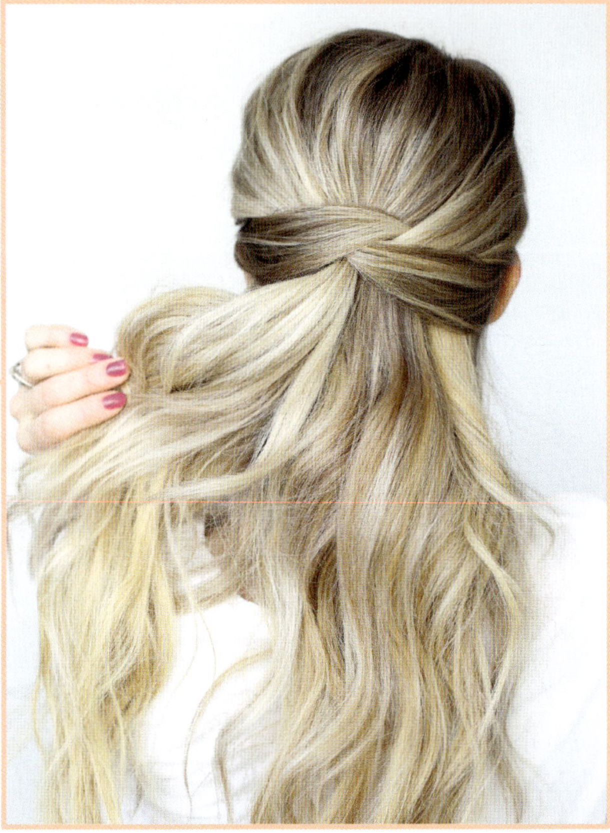

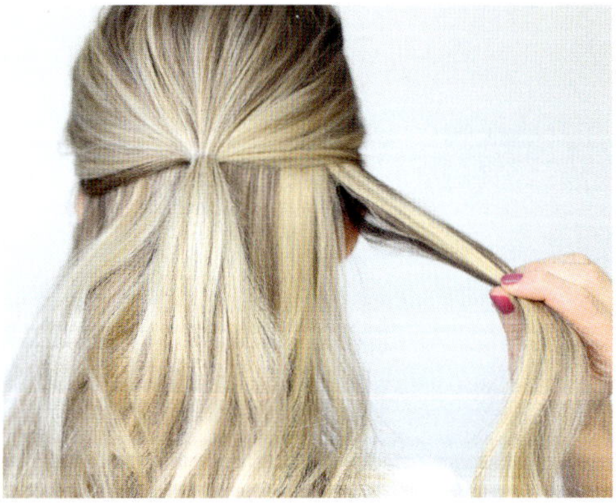

1. Die obere Hälfte der Haare am Hinterkopf mit einem Gummi zusammenhalten. Eine kleine Strähne über dem rechten Ohr aufnehmen.

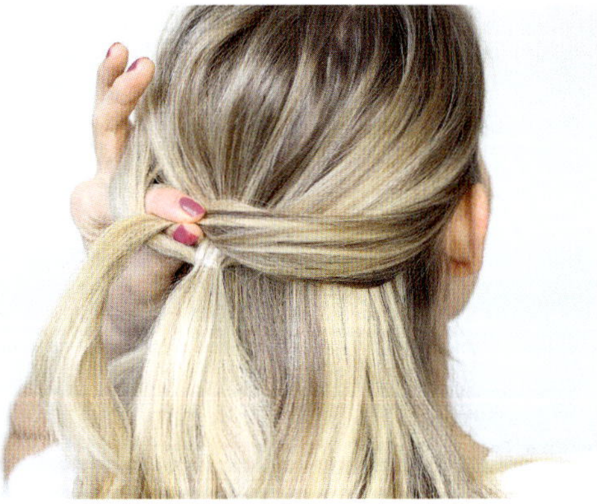

2. Die obere Hälfte der Haare am Hinterkopf mit einem Gummi zusammenhalten. Eine kleine Strähne über dem rechten Ohr aufnehmen.

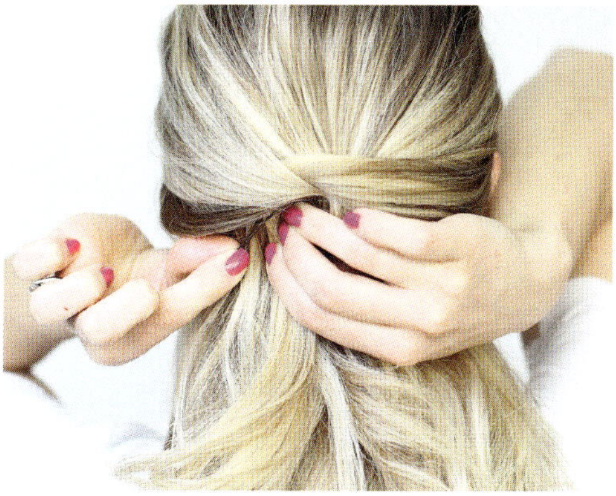

3. Mit einer Haarklemme feststecken.

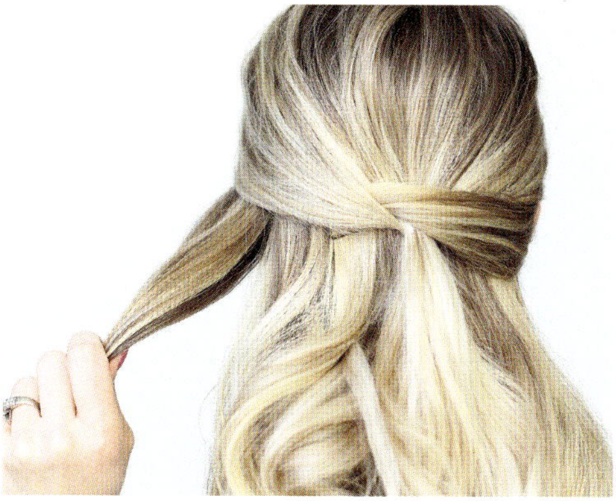

4. Eine kleine Strähne über dem linken Ohr erfassen.

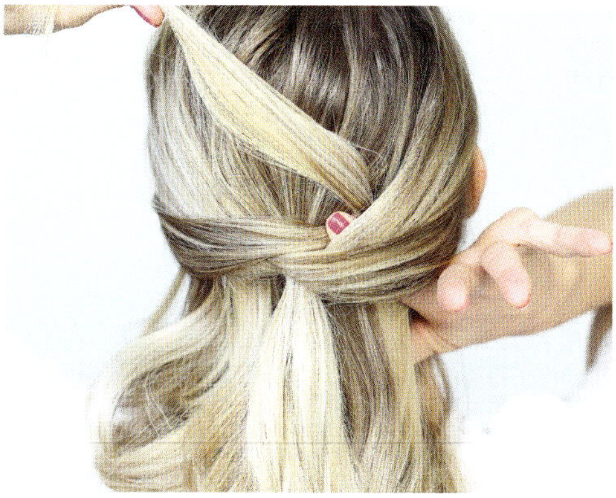

5. Die Haare rechts vom Gummi mit Daumen und Zeigefinger spreizen und die Strähne durchziehen.

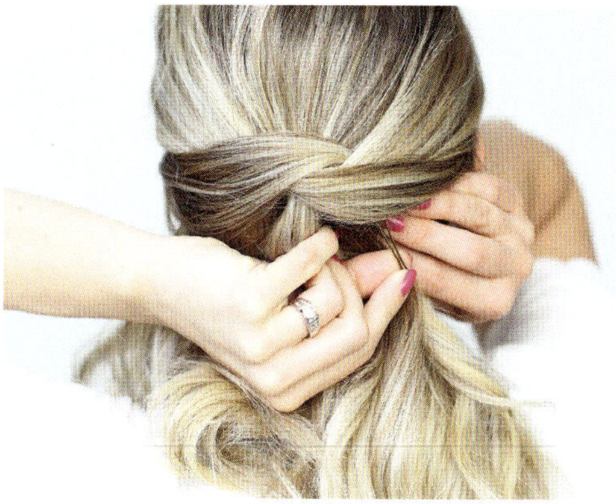

6. Mit Haarklemmen feststecken.

Tipp:

Verwenden Sie unbedingt stabile Haarklemmen. Zu dünne Klemmen halten die Haare nicht oder können verbiegen. Kaufen Sie am besten Klemmen in einer Farbe, die Ihrer Haarfarbe ähnelt, dann fallen sie am wenigsten auf.

SEITLICHER FLÄMISCHER ZOPF

Ob Sie mit den Kindern herumtoben oder das kleine Schwarze ausführen: Diese vielseitige Flechtfrisur passt einfach immer. Garantiert!

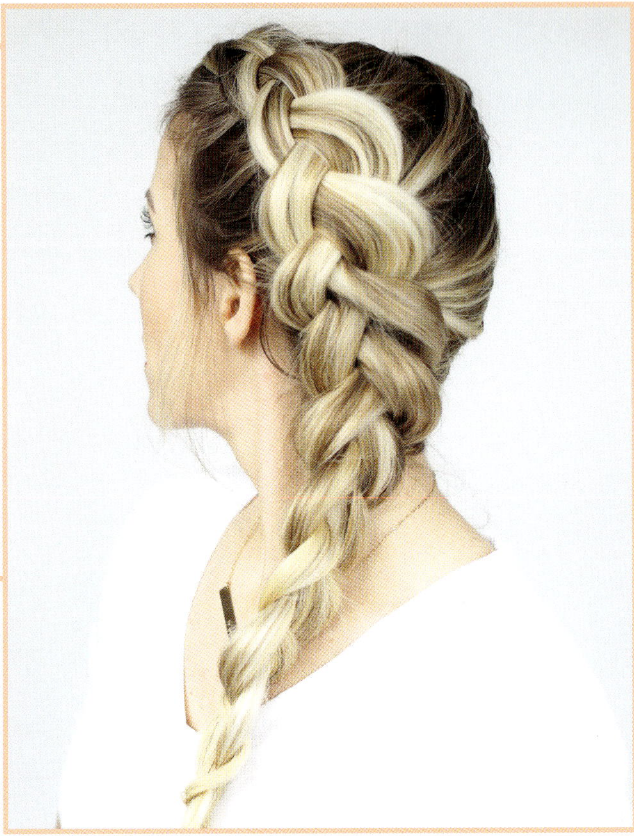

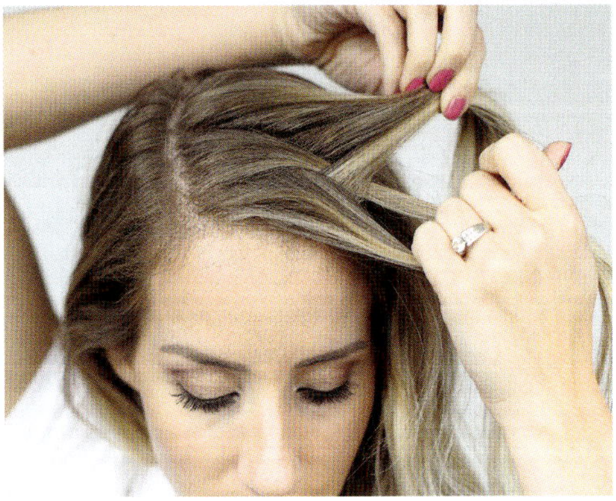

1. Einen Seitenscheitel ziehen und eine breite Partie aufnehmen.In drei Strähnen teilen und einen flämischen Zopf beginnen (äußere Strähnen unter die mittlere).

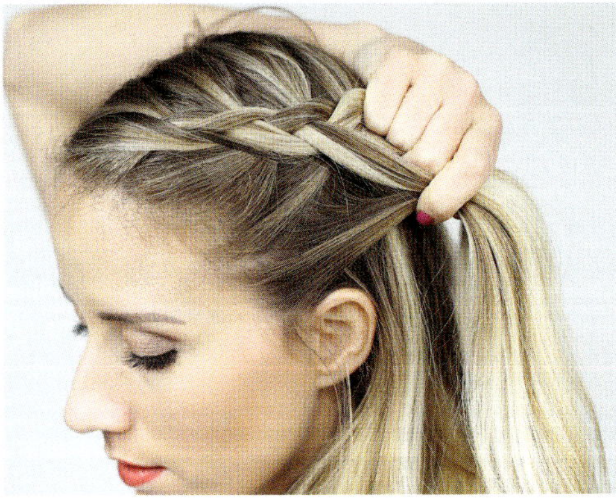

2. Den flämischen Zopf fortsetzen und dabei immer neue Haarsträhnen hinzunehmen.

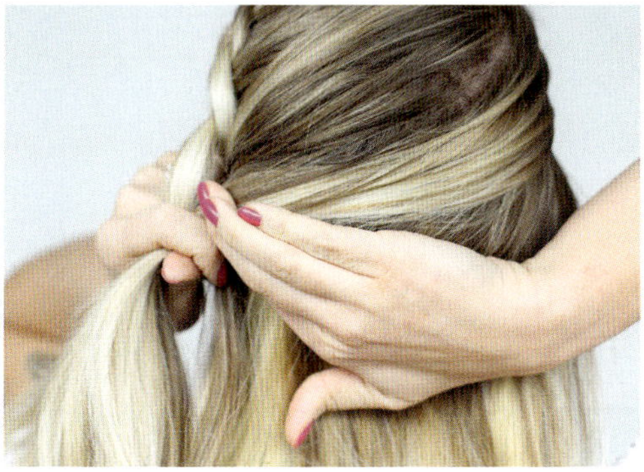

3. Fest flechten, damit der Zopf eng am Kopf liegt. Die hinzugenommenen Strähnen sind recht dick.

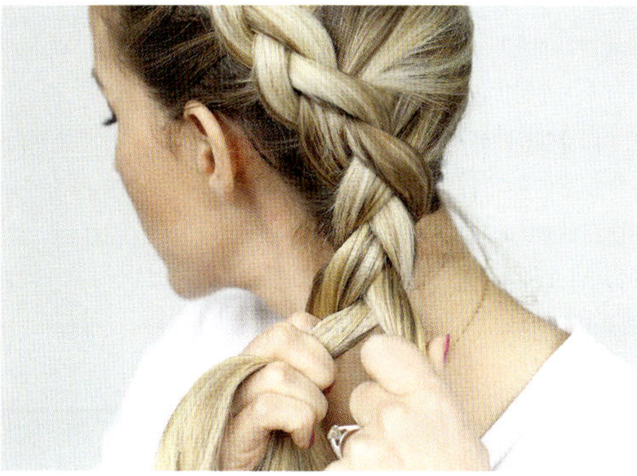

4. Vom Nacken an mit den drei Strähnen einen normalen Zopf flechten.

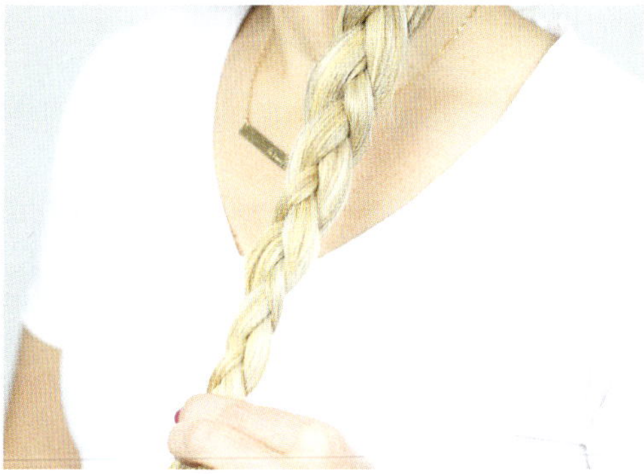

5. Mit einem transparenten Haargummi sichern.

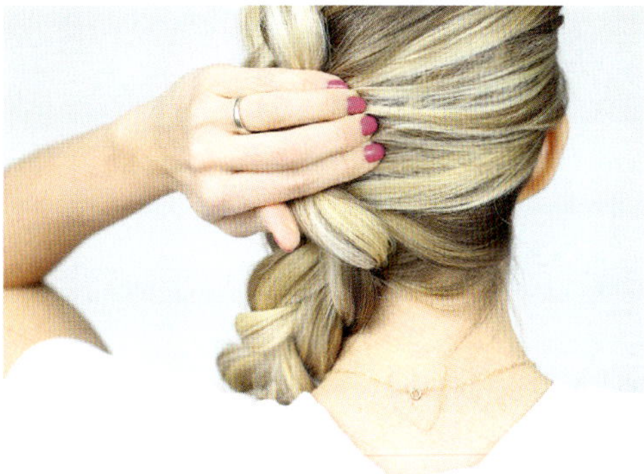

6. Die hinzugenommenen Strähnen in den Zopf hineinstreichen.

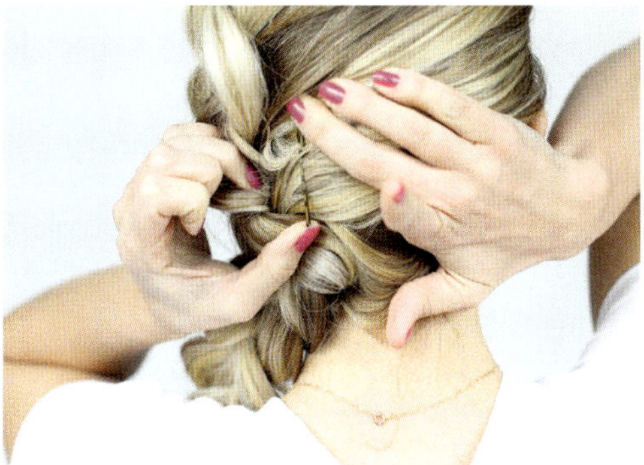

7. Mit Haarklemmen sorgfältig feststecken. Danach den Zopf vorsichtig durchkneten und aufzupfen, um ihm mehr Fülle zu geben.

Tipp:

Vor dem Flechten etwas Gel oder Schaumfestiger in die Haare geben So rutschen die Enden nicht so leicht aus dem Zopf. Falls Sie Extensions verwenden, diese nicht in der Mitte des Zopfs festklemmen, sondern seitlich.

ZOPFKRONE

Diese Krone gehört zu meinen Favoriten. Sie eignet sich gut für Haare mittlerer Länge, weil die Spitzen unter den Zöpfen versteckt werden.

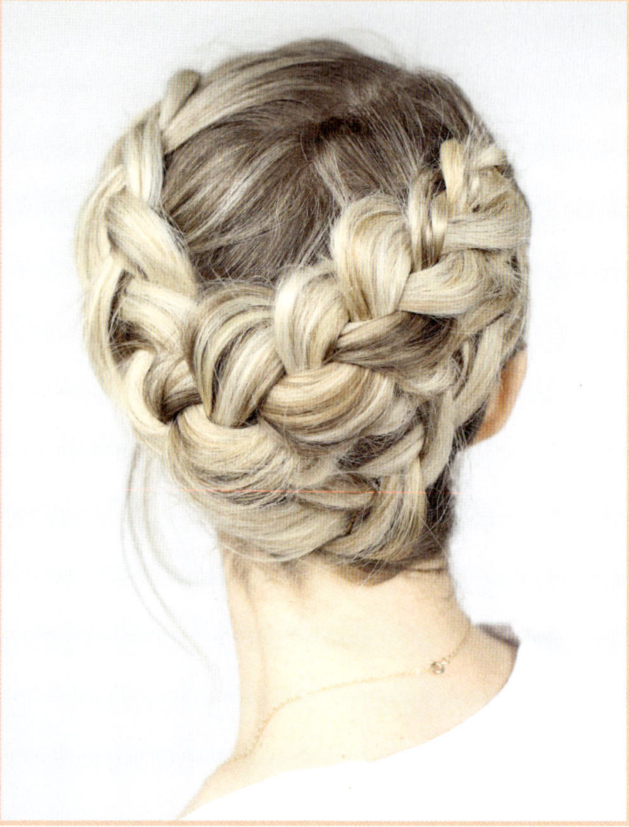

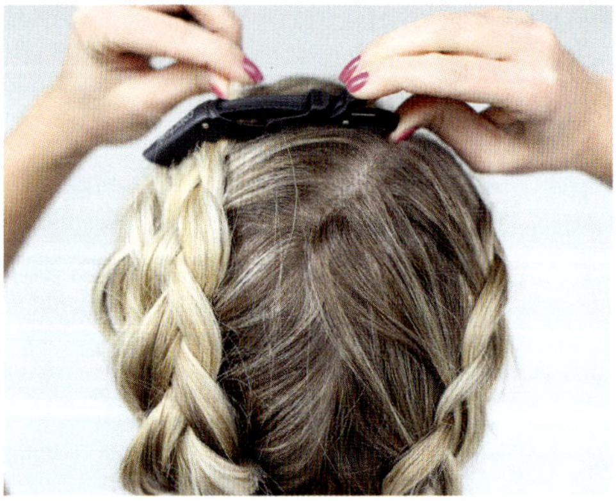

1. Zuerst flämische Zöpfe (Seite 18) flechten. Einen Zopf auf dem Oberkopf mit einem Clip festhalten.

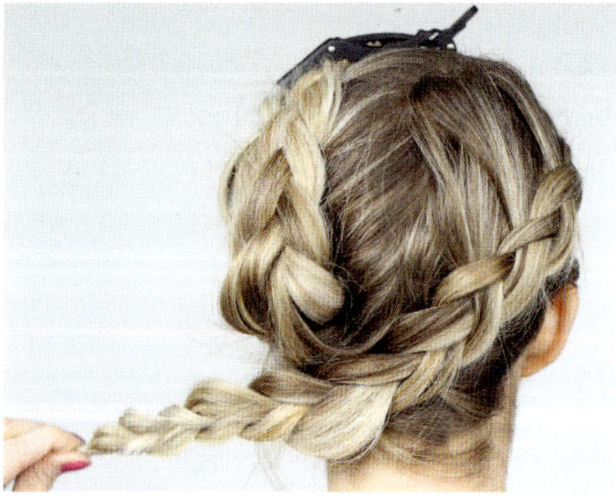

2. Den anderen Zopf quer über den unteren Hinterkopf ziehen.

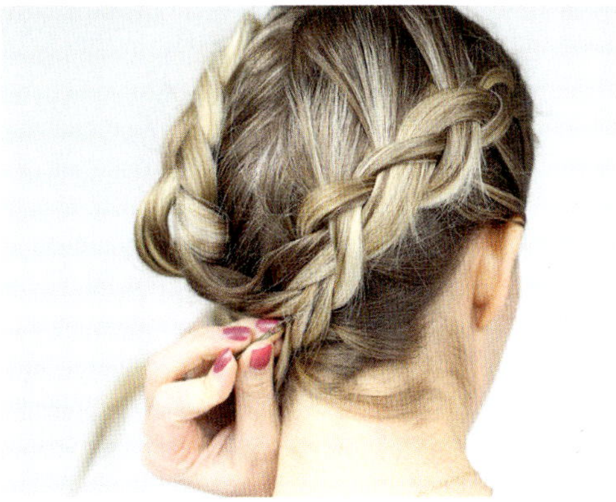

3. Im Nacken mit Haarklemmen feststecken.

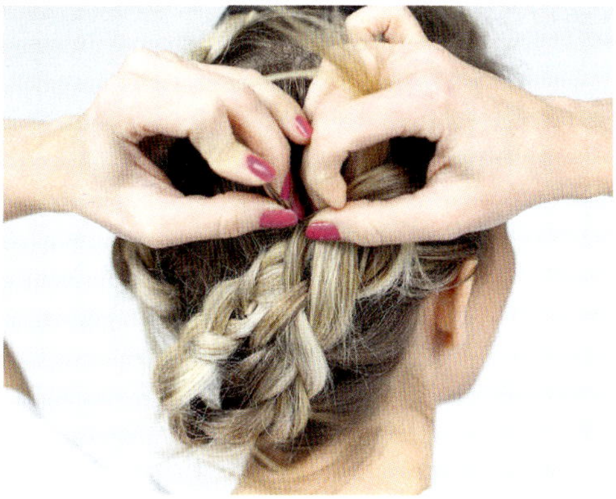

4. Den Zopf nach oben legen. Sein Ende verläuft parallel zu seinem Anfang. Das Ende des Zopfs unter den Anfang schieben und mit Haarklemmen feststecken.

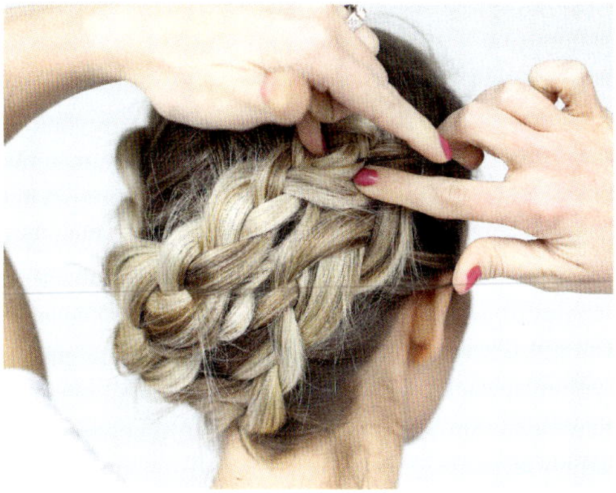

5. Den Clip lösen und diesen Zopf über den festgesteckten legen. Sein Ende unter den Zopf schieben. Alles mit Haarklemmen feststecken.

Tipp:

Die Zöpfe sorgfältig aufzupfen, um ihnen Fülle zu geben und die Haarklemmen zu verstecken. Zum Flechten etwas Gel oder Haarwachs in den Händen verteilen, um hervorstehende Spitzen zu bändigen.

HALBE ZOPFKRONE

Eine schöne Lösung, um die Haare aus dem Gesicht zu halten. Wer möchte, flicht die herabhängenden Haare, schlingt sie zum Knoten oder bindet sie zu einem Pferdeschwanz zusammen.

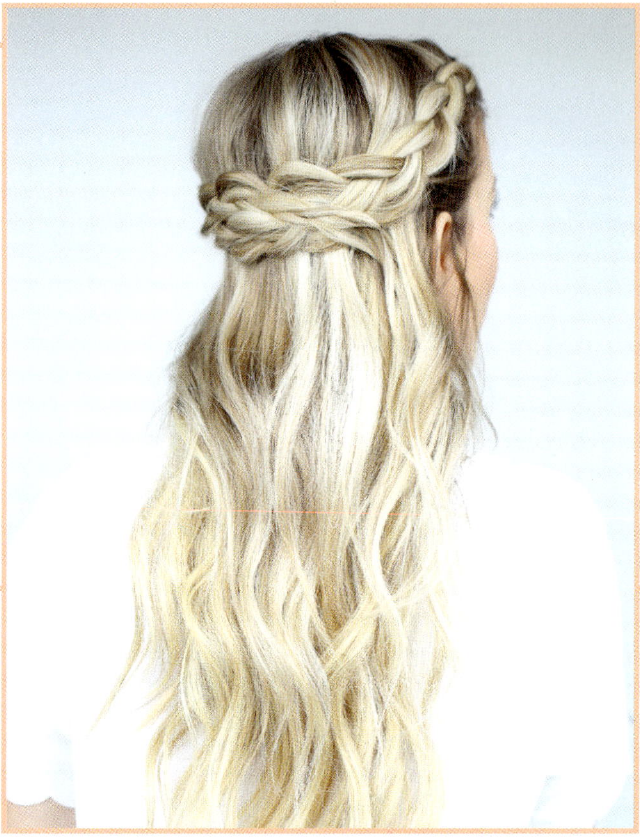

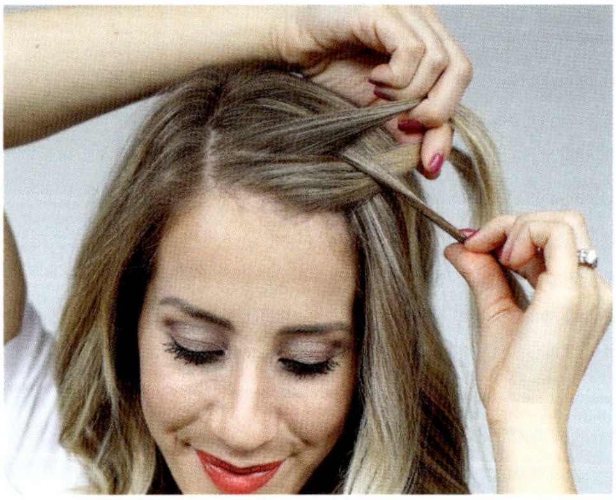

1. Einen Scheitel ziehen. Vorn auf einer Seite eine Partie aufnehmen, in drei Strähnen teilen und flechten. Die äußeren Strähnen unter die mittlere legen.

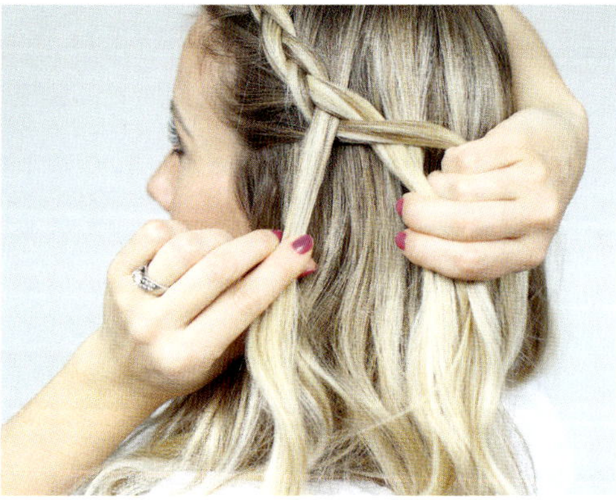

2. Den flämischen Zopf fortsetzen, bis das Ohr erreicht ist.

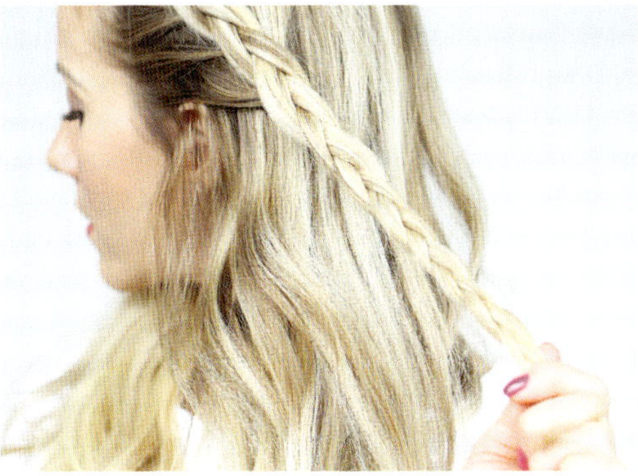

3. Vom Ohr an mit einem normalen Zopf fortfahren.

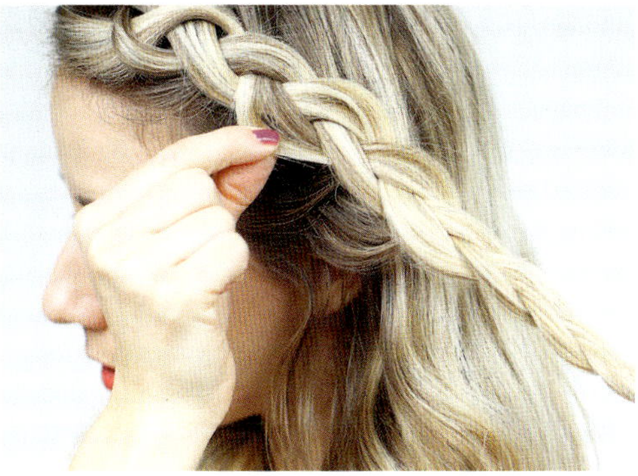

4. Den Zopf füllig aufzupfen.

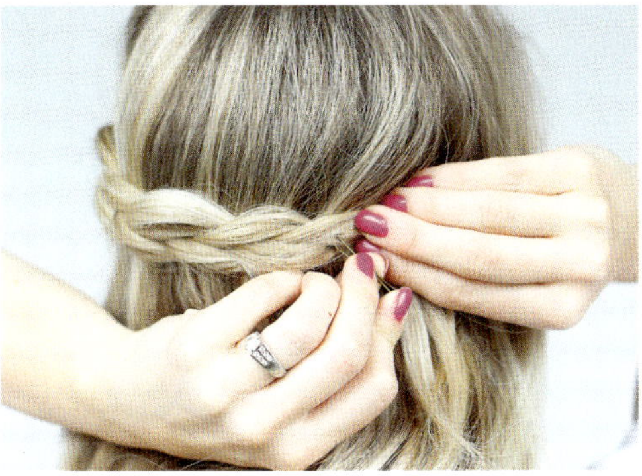

5. Den Zopf am Hinterkopf mit einer Haarklemme feststecken.

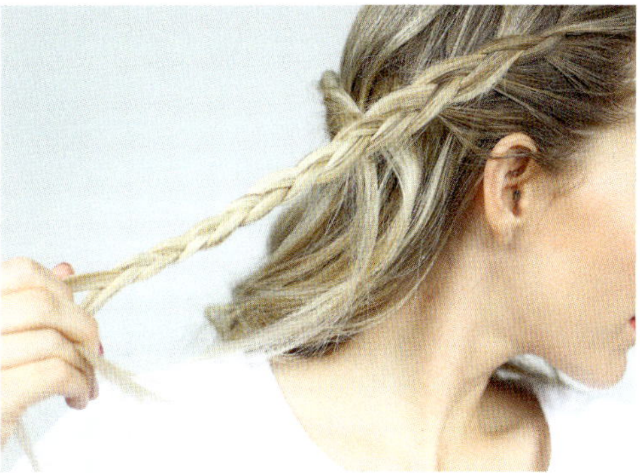

6. Schritte 1–4 auf der anderen Seite wiederholen.

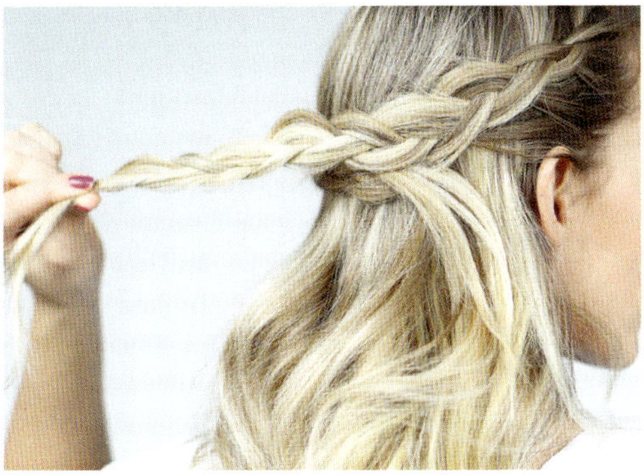

7. Dann diesen neuen Zopf über den ersten legen.

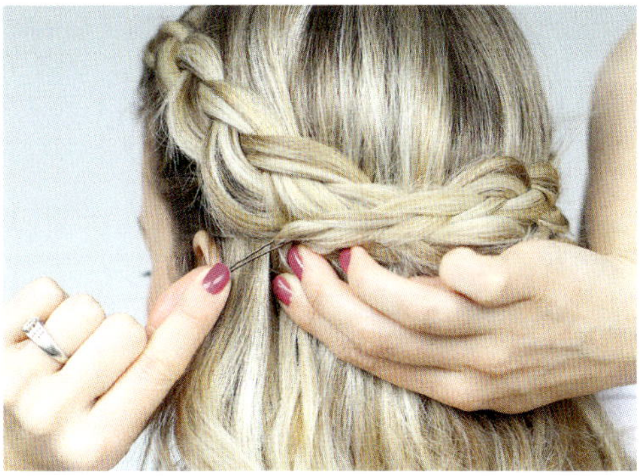

8. Mit Haarklemmen feststecken.

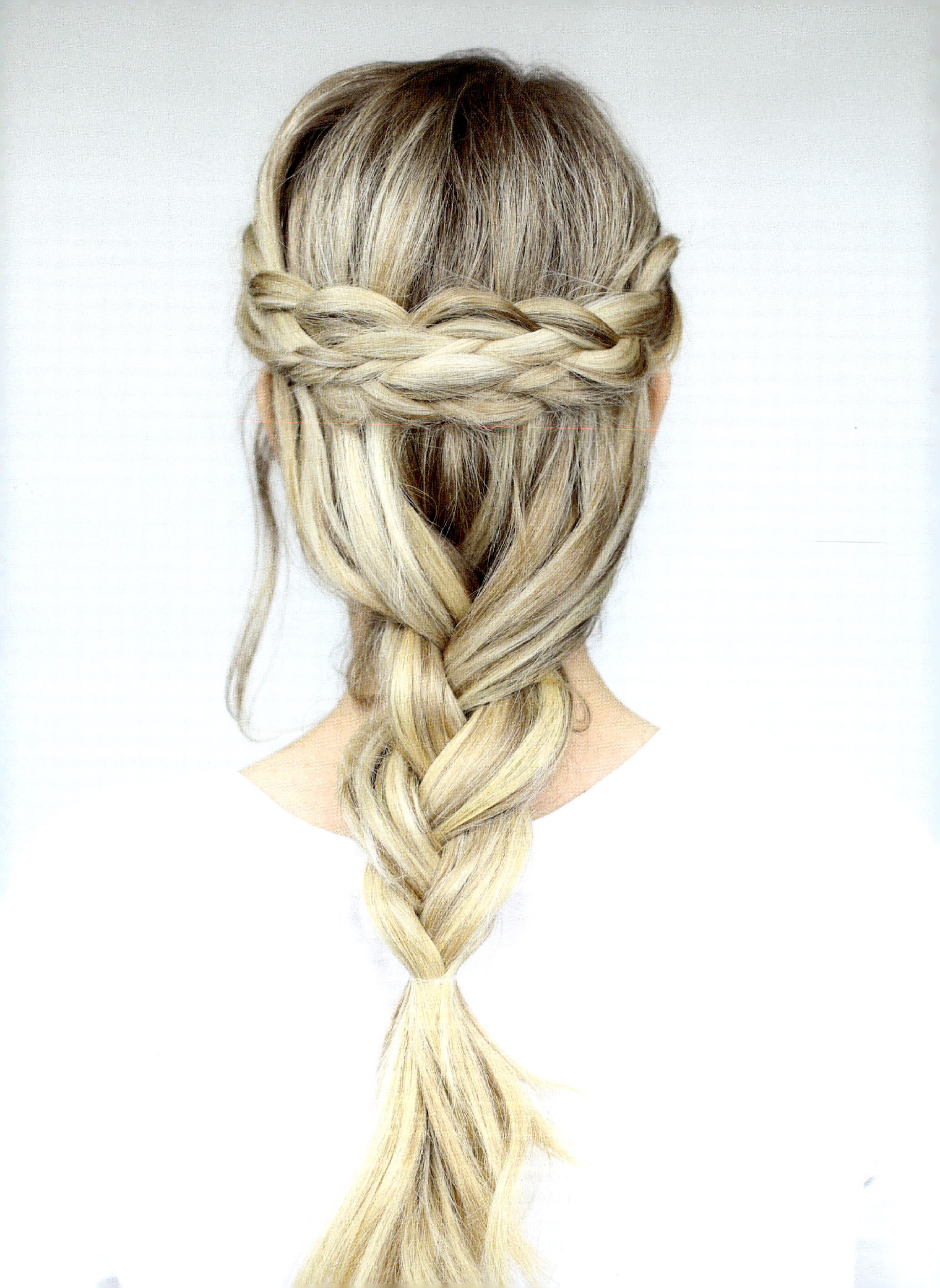

ZOPF UND KRONE

Es macht mir besonders viel Spaß, verschiedene Flechtfrisuren miteinander zu kombinieren. Probieren Sie ruhig einmal eigene kreative Variationen aus! Anstelle des normalen Zopfs könnten Sie sich hier auch für einen Ähren- oder Kordelzopf entscheiden!

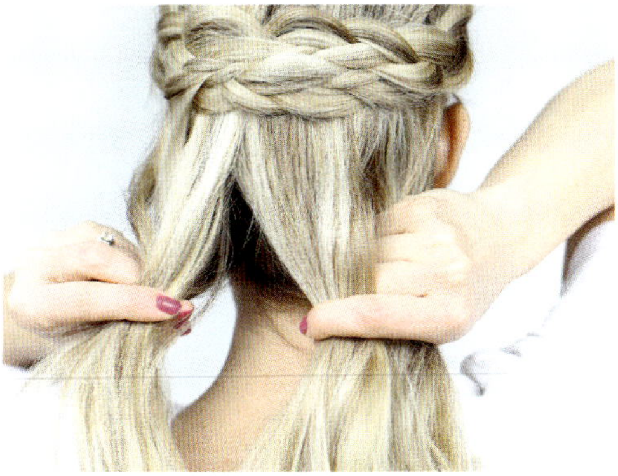

1. Eine halbe Zopfkrone (Seite 30) flechten. Die restlichen Haare in drei Strähnen teilen.

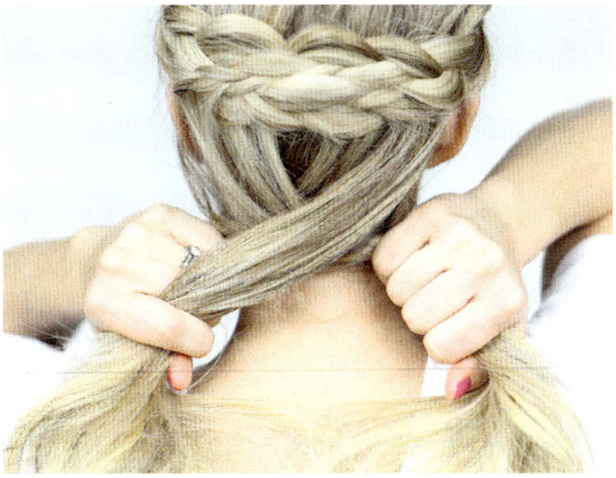

2. Mit diesen Strähnen einen lockeren Zopf flechten.

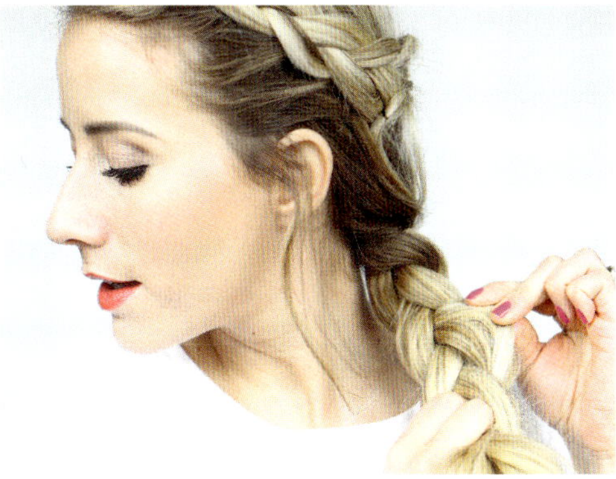

3. Den Zopf aufzupfen, damit er schön füllig wird.

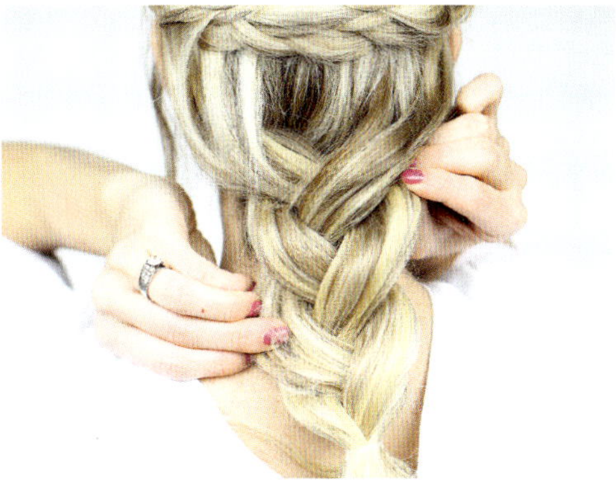

4. Mit einem transparenten Haargummi zusammenhalten.

FLECHT-PFERDE-SCHWANZ

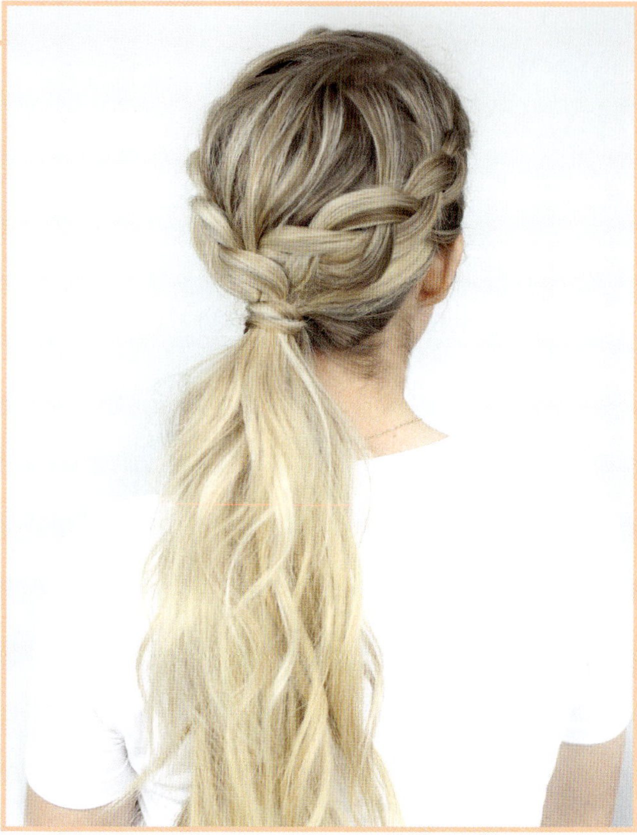

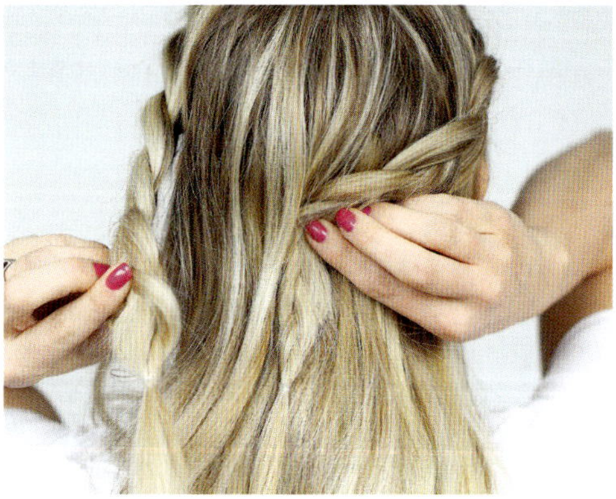

1. Auf jeder Seite des Kopfs einen flämischen Zopf flechten. Mit einem Gummiband sichern. Einen Zopf in die Mitte des Hinterkopfs legen und mit dem Zeigefinger festhalten.

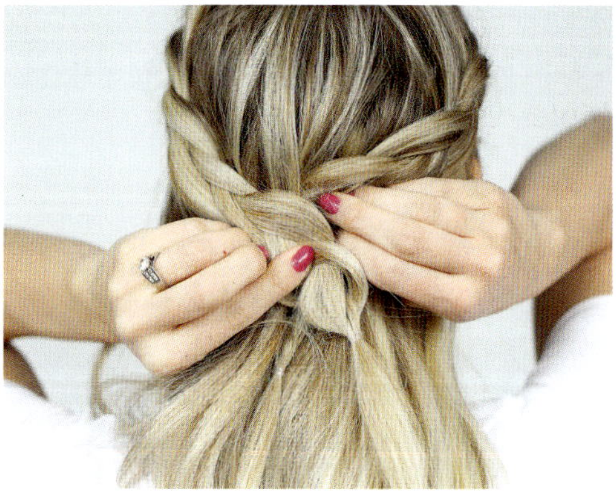

2. Dann den zweiten Zopf über den ersten legen.

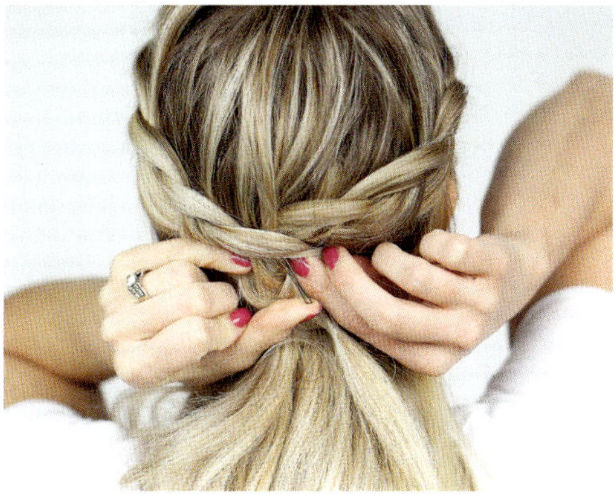

3. Beide Zöpfe mit einer Haarklemme feststecken.

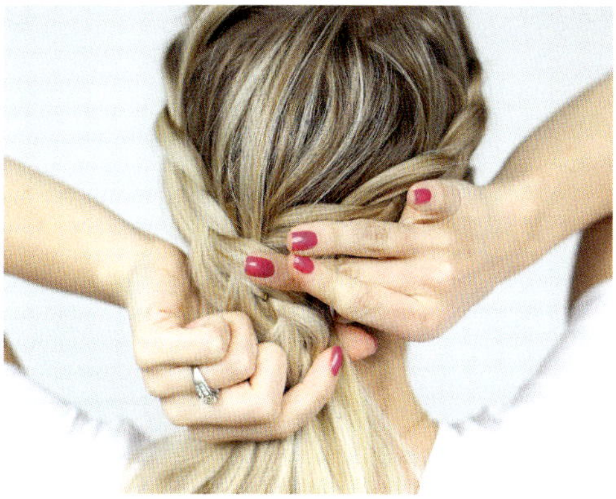

4. Alle Haare – auch die Zöpfe – mit einem Haargummi zu einem Pferdeschwanz zusammenbinden.

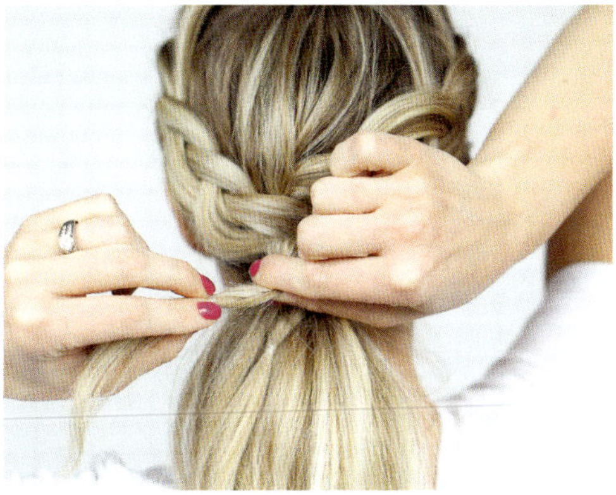

5. Die beiden Haargummis von den Zöpfen entfernen.

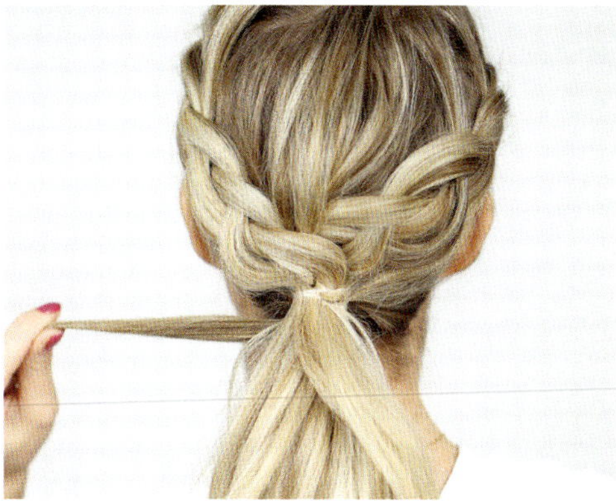

6. Eine dünne Strähne von der Unterseite des Pferdeschwanzes abteilen.

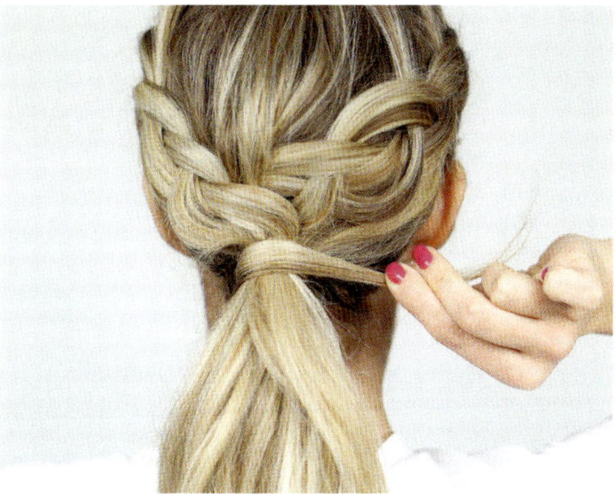

7. Die Strähne um das Gummi wickeln und mit einer Klemme oder einem transparenten Haargummi fixieren.

Tipp:

Beim Zusammenstecken der Zöpfe ist es wichtig, gerade so viele Haare zu erfassen, dass sie halten. Die flache Seite der Klemme liegt dabei oben. Ich stecke meist nur die obere Lage der Haare fest, weil sie hält, was unter ihr liegt. Um die Klemme zu verstecken, einfach den Zopf etwas auseinanderziehen.

FLÄMISCHE ZÖPFE MIT KNOTEN

Dies ist gerade meine Lieblingsfrisur. Beim Spielen mit den Kindern bleibt das Gesicht frei und man muss die Haare nicht extra frisch waschen.

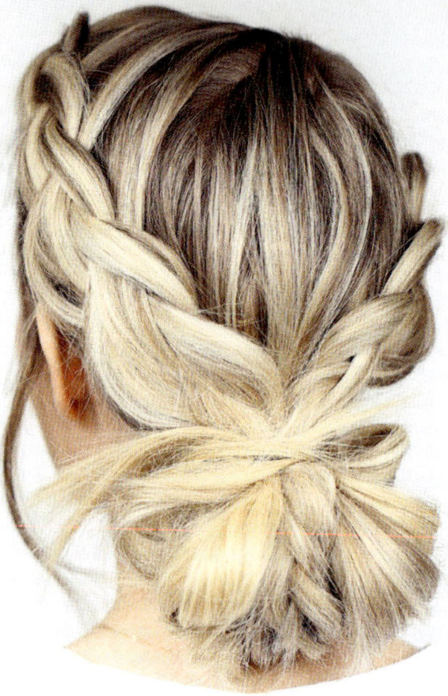

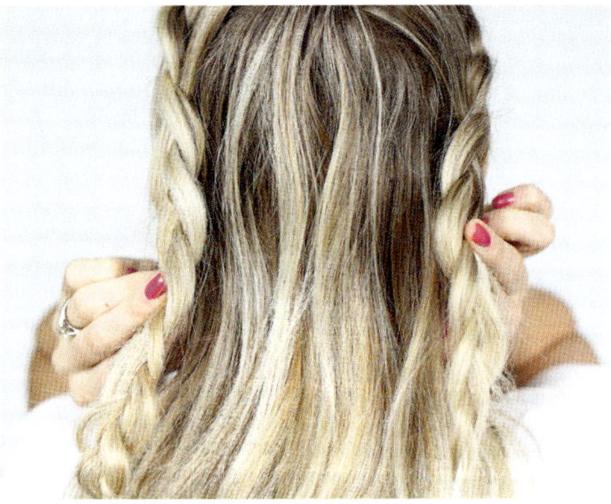

1. Auf jeder Seite einen flämischen Zopf flechten und mit einem transparenten Gummi sichern. Alle Haare im Nacken zusammennehmen.

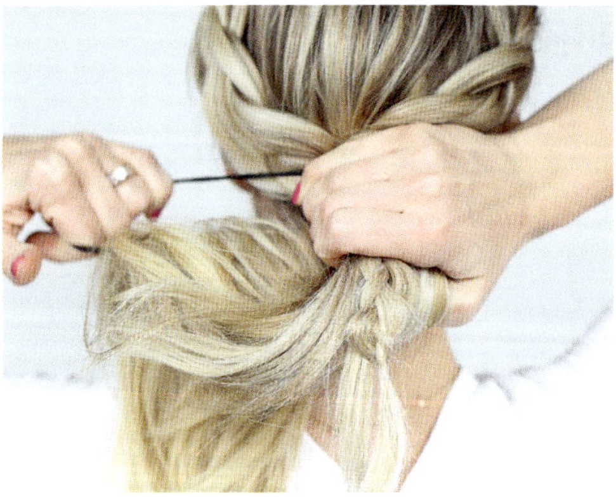

2. Nun anfangen, die Haare durch ein Haargummi zu ziehen.

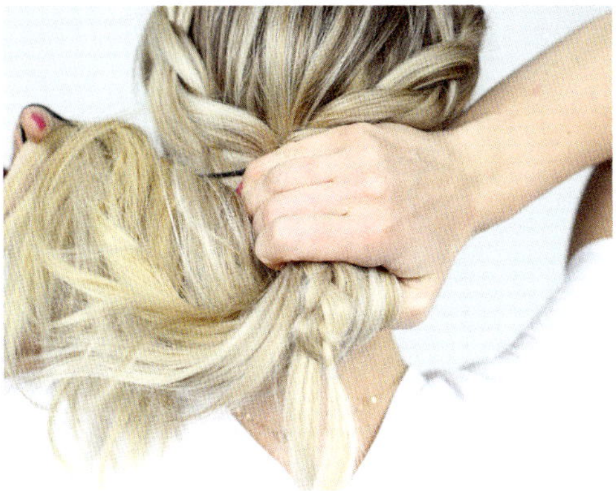

3. Nach einigen Zentimetern das Haargummi drehen.

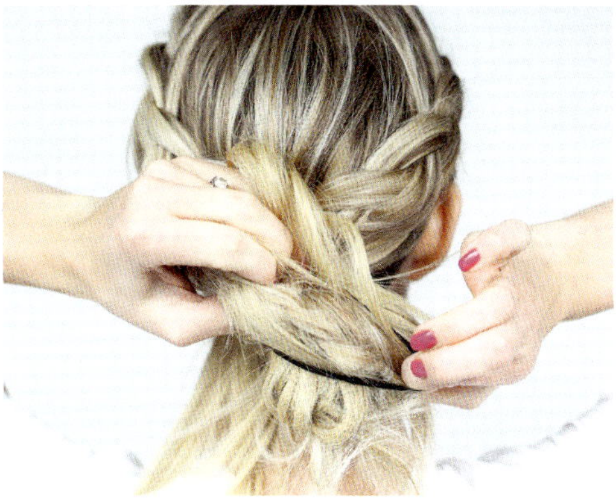

4. Den Knoten mit der Hand erfassen, um die das Gummi liegt. Das Gummi über den Knoten ziehen.

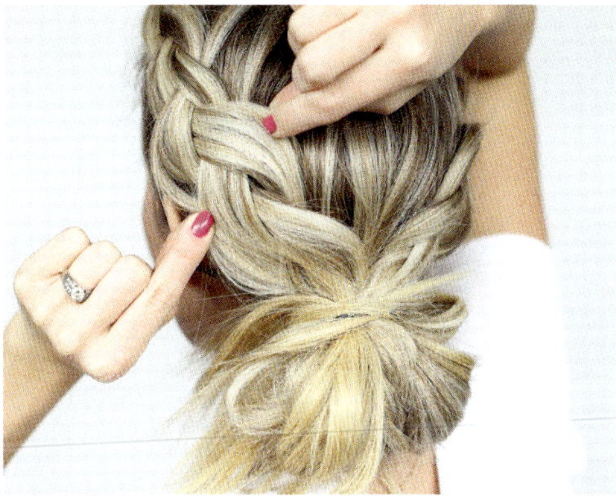

5. Den Knoten in Form zupfen und Strähnen, die herausrutschen, mit Haarklemmen feststecken. Die Zöpfe aufzupfen, damit sie fülliger aussehen.

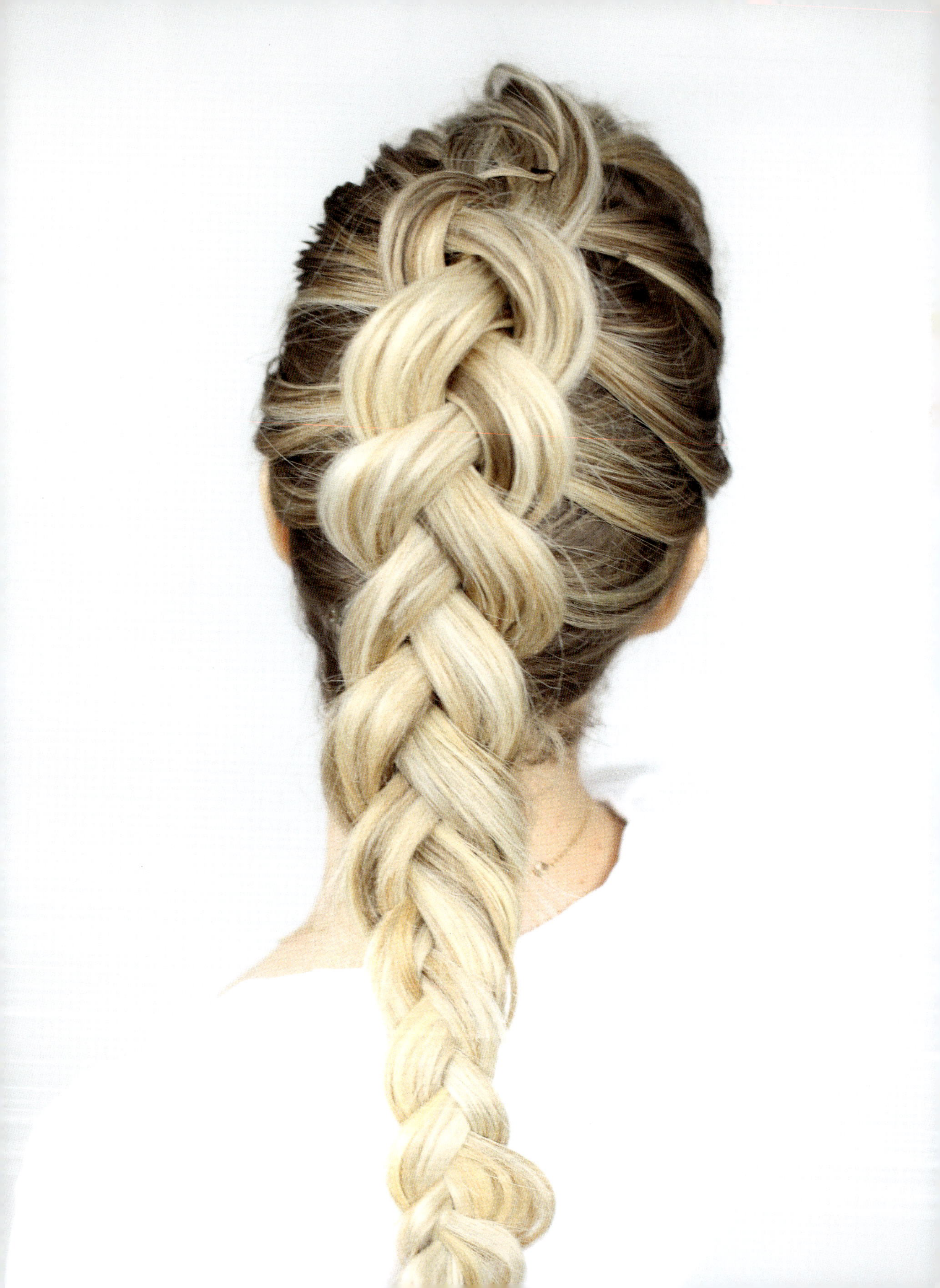

RISPENZOPF

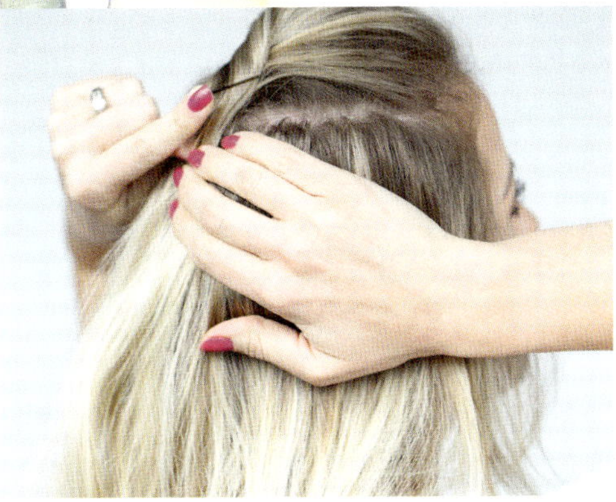

1. Die Haarpartie über der Stirn nach hinten stecken. Sie gibt dieser Frisur ihr Volumen.

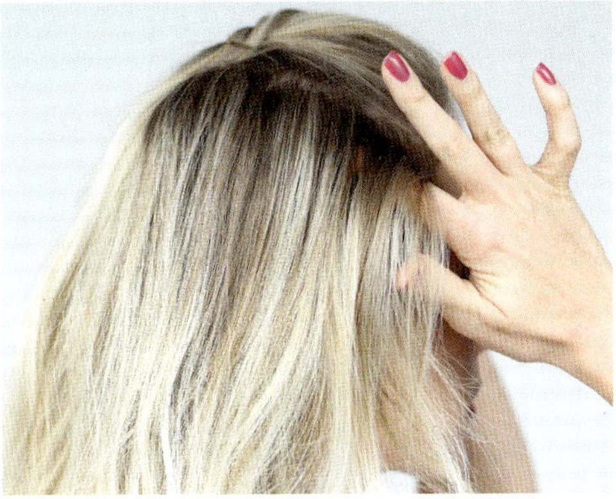

2. An jeder Schläfe eine breite Strähne aufnehmen.

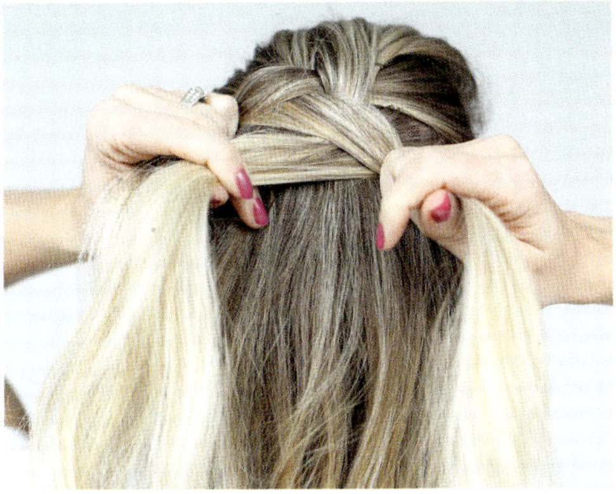

3. Einen flämischen Zopf flechten. Die Stirnpartie bildet die mittlere Strähne. Die seitlichen Strähnen werden unter die mittlere gelegt.

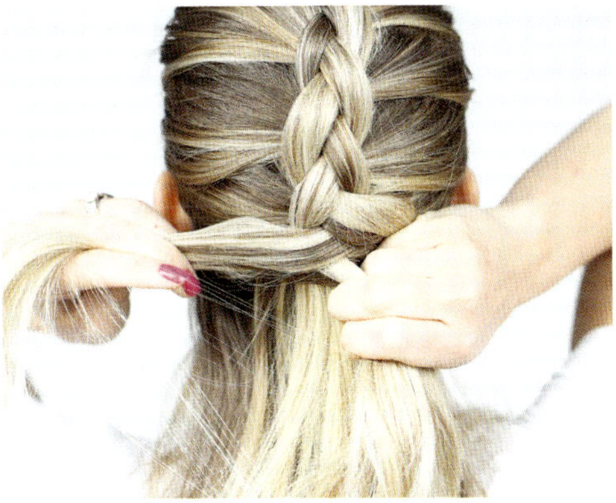

4. Beim Flechten immer wieder neue Haare von den Seiten hinzunehmen.

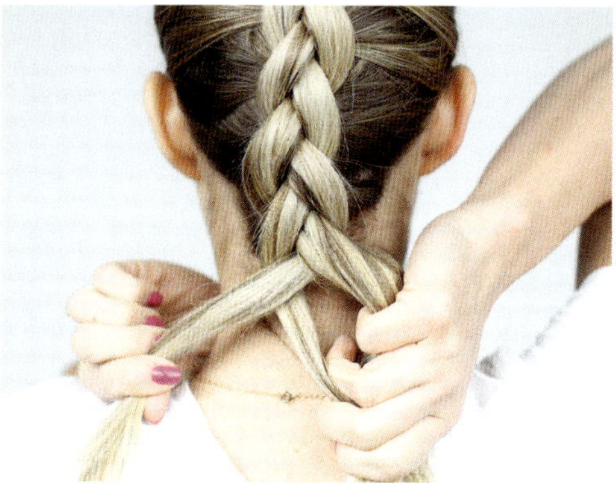

5. Vom Nacken an mit den Haaren einen normalen Zopf flechten und diesen mit einem transparenten Haargummi sichern.

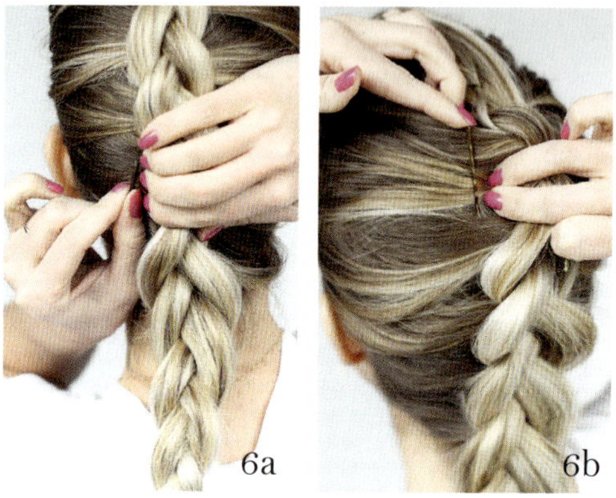

6. Die Haare mit Klemmen unter dem Zopf feststecken. So liegen die seitlichen Partien schön glatt am Kopf an.

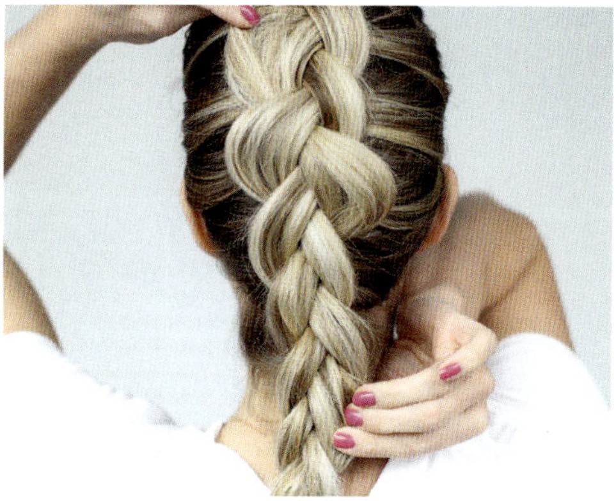

7. Den Zopf in die Breite zupfen, damit er schön füllig aussieht. Dabei werden auch die Klemmen versteckt.

Tipp:

Die seitlichen Partien liegen am schönsten, wenn man sie mit Haarspray einsprüht und mit einem Kamm glättet. Dazu ein knalliger Lippenstift und eine Lederjacke: cool!

KNOTEN MIT STIRNZOPF

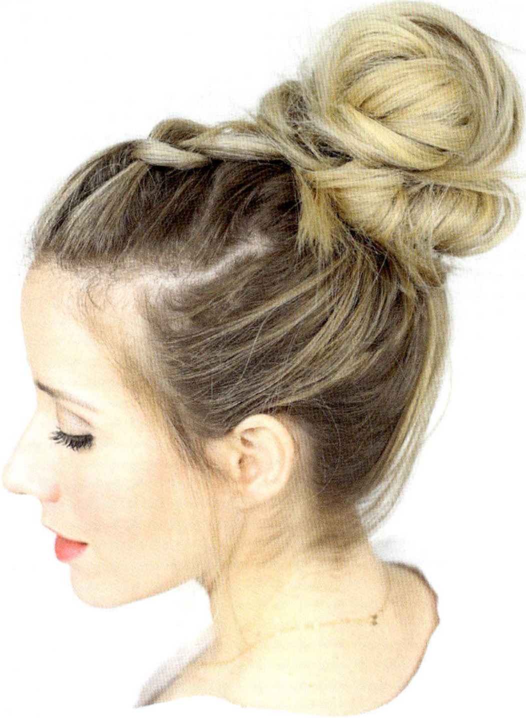

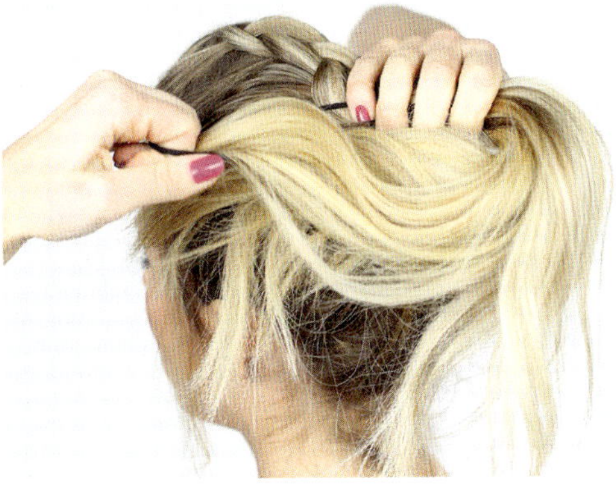

1. Mit den Schritten 1–4 des Rispenzopfs (Seite 39) beginnen. Die Haare zu einem hohen Pferdeschwanz zusammenfassen und das Gummi über die Haare ziehen.

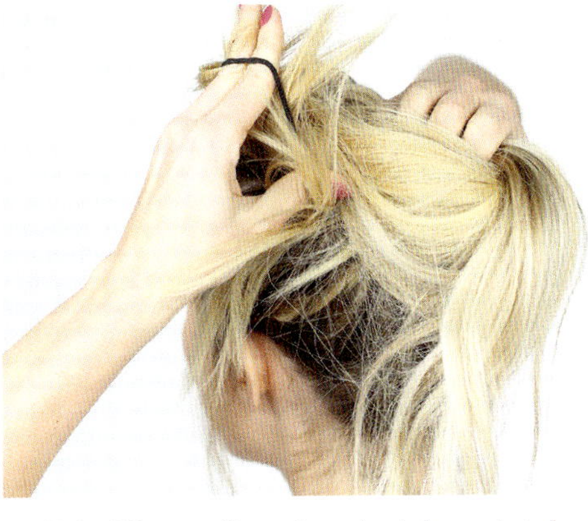

2. Die Haare fast durchziehen (nicht ganz!). Das Gummi einmal drehen.

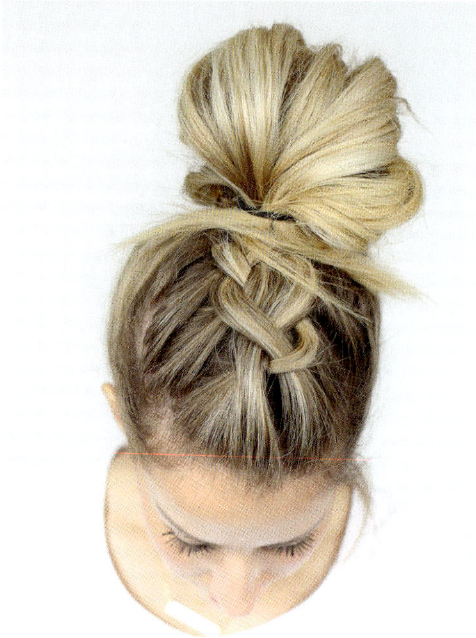

3. Den Knoten mit der Hand erfassen, auf der das Gummi liegt. Das Haargummi mit der anderen Hand über den Knoten ziehen.

4. Nun die Haare des Knotens direkt über dem Gummi auseinanderziehen. So sitzt der Knoten schön fest. Lose Enden unter das Gummi schieben oder mit Haarklemmen feststecken.

Tipp:

Wenn die Haaransätze etwas fettig aussehen, hilft Trockenshampoo. Diese Frisur sitzt auch noch einige Tage nach der Haarwäsche.

PFERDESCHWANZ MIT STIRNZOPF

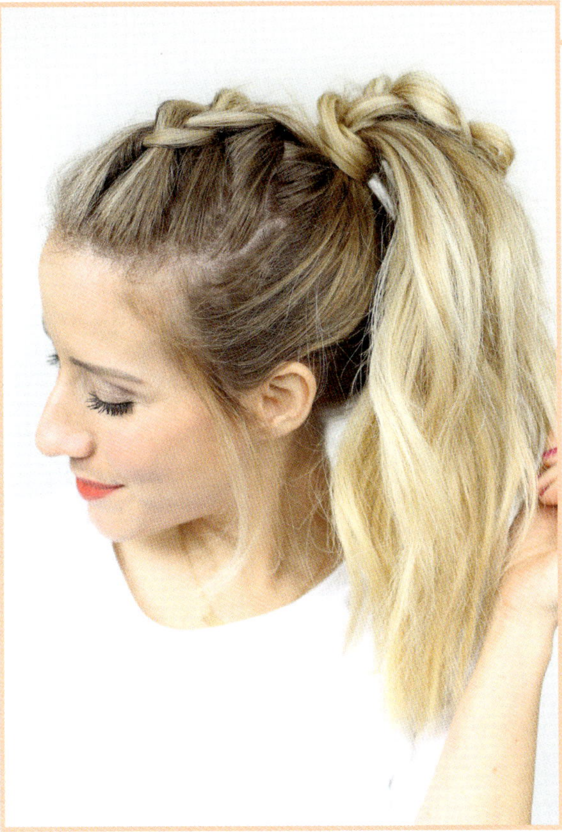

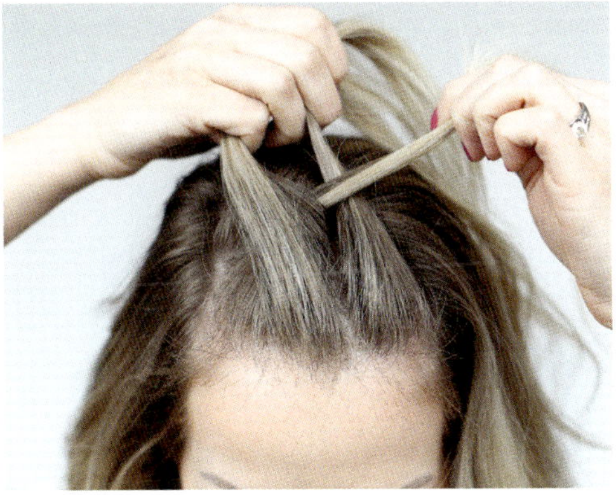

1. Eine Haarpartie über der Stirn aufnehmen und in drei Strähnen teilen. Einen flämischen Zopf flechten (äußere Strähnen unter die mittlere).

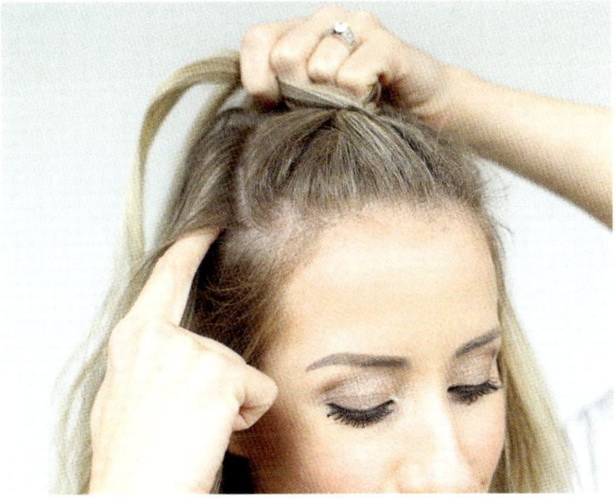

2. Beim Flechten neue Haare von den Seiten hinzunehmen.

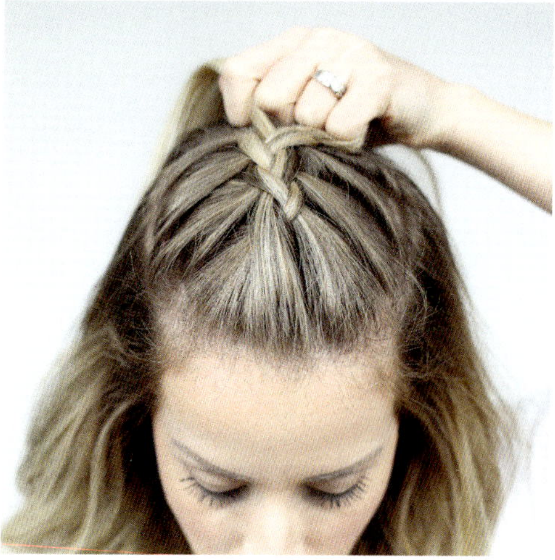

3. Die Strähnen bis zum Oberkopf flämisch flechten.

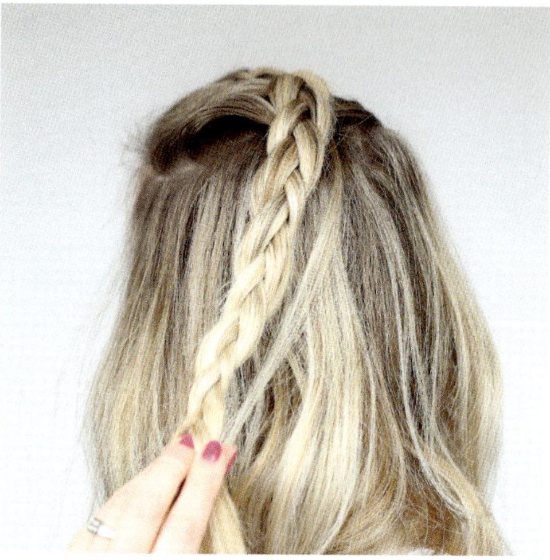

4. Danach normal weiterflechten und den Zopf mit einem transparenten Haargummi zusammenhalten.

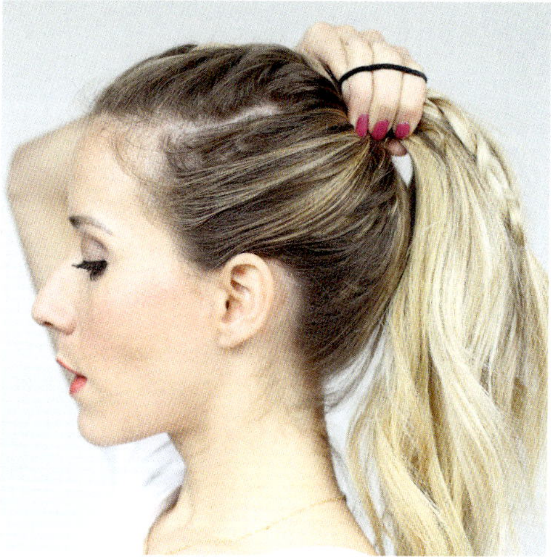

5. Die Haare zu einem hohen Pferdeschwanz zusammenfassen.

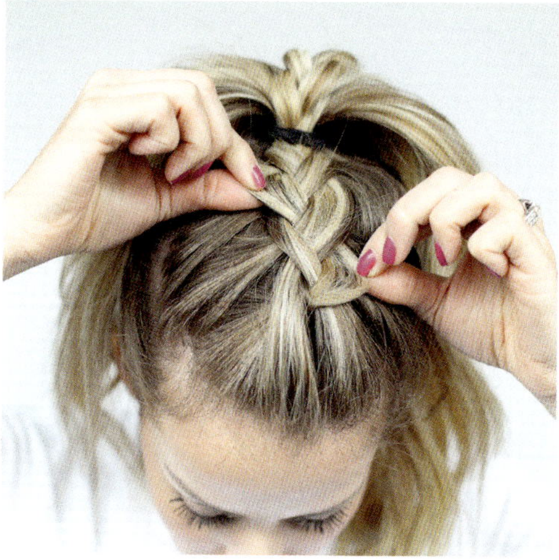

6. Den Zopf aufzupfen, damit er fülliger wird.

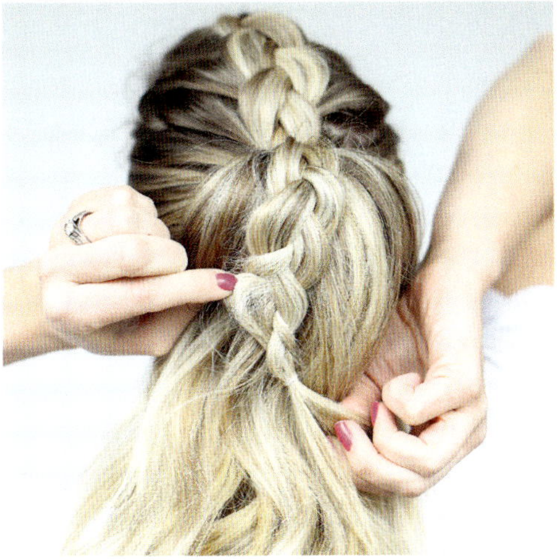

7. Sie können den geflochtenen Zopf nun geschlossen lassen oder bis zum Haargummi, das den Pferdeschwanz zusammenhält, auflösen.

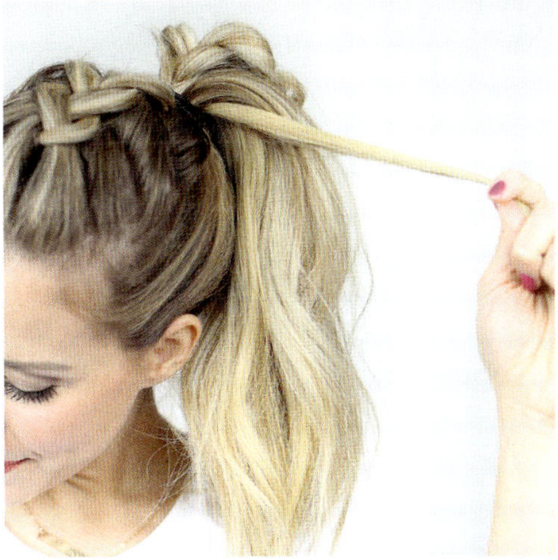

8. Eine dünne Strähne von der Unterseite des Pferdeschwanzes erfassen und um das Haargummi wickeln. Mit einem transparenten Gummi oder einer Haarklemme fixieren.

Tipp:

Bei frisch gewaschenem Haar hält diese Frisur nicht so gut. Mit etwas Trockenshampoo oder Volumenspray wird es griffiger.

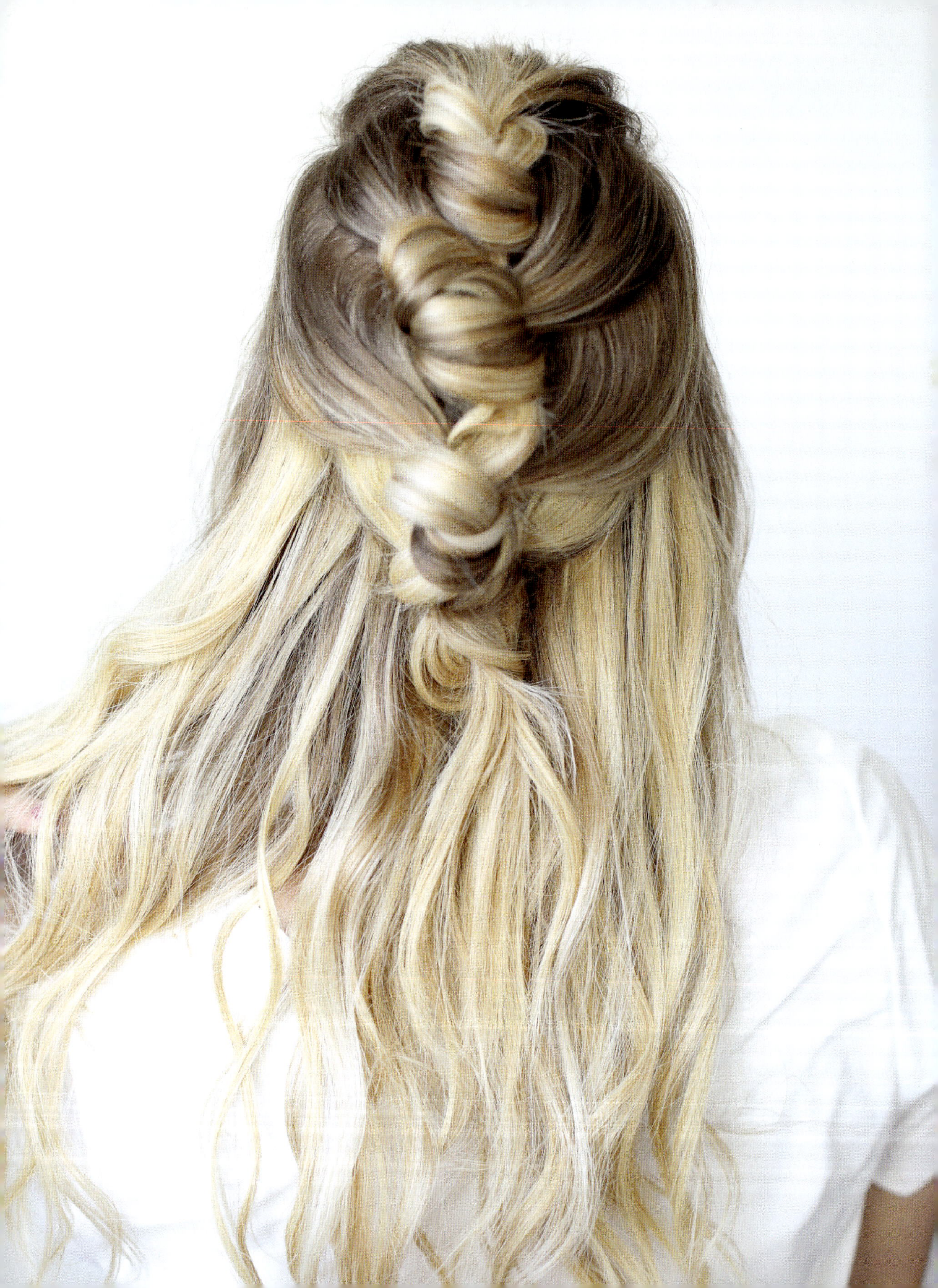

KNOTENKETTE MIT EXTENSIONS

Wenn Ihnen der Sinn nach Glamour mit etwas Witz steht, ist dies Ihre Frisur. Für den normalen Alltag lassen Sie die Extensions einfach weg.

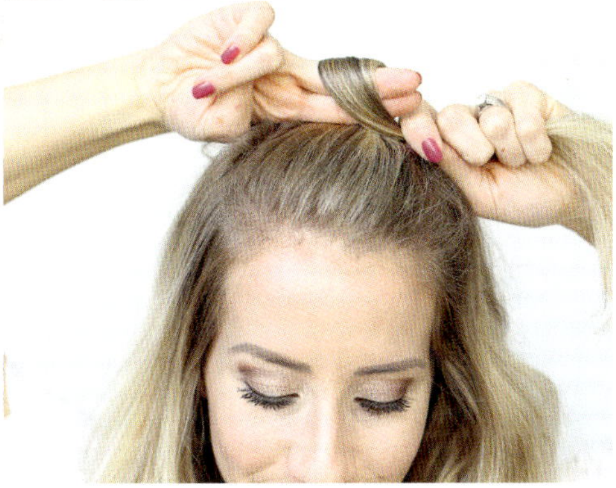

1. Eine Haarpartie aus der Stirn nach hinten ziehen. So hoch wie möglich zwei Finger auf die Strähne legen. Das lange Ende nach vorn und über die Finger legen.

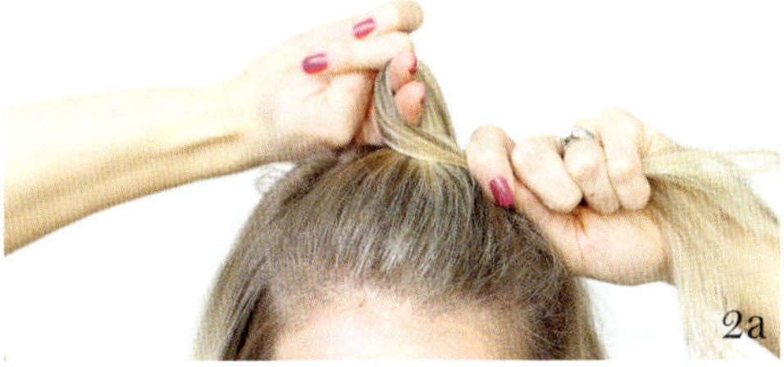

2a

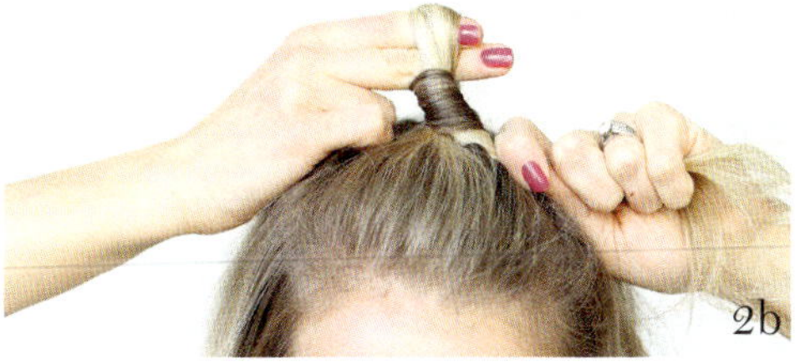

2b

2. Die Finger um 360 Grad drehen. So entsteht eine Haarschlaufe.

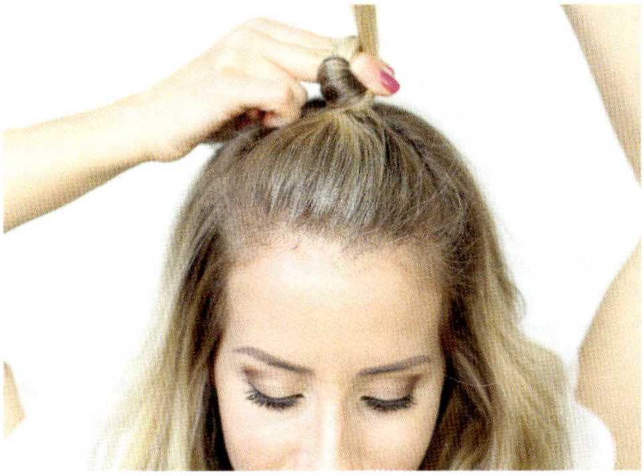

3. Das lange Ende erfassen und durch die Haarschlaufe ziehen. Fertig ist ein Knoten.

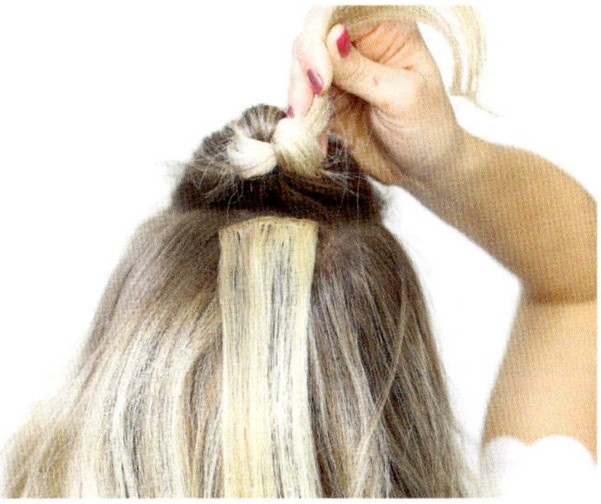

4. Direkt unter dem Knoten eine schmale Extension befestigen.

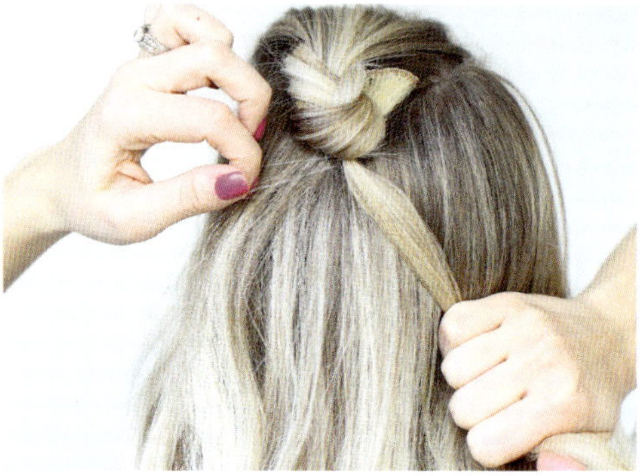

5. Die Extension und die eigene Haarsträhne unterhalb des Knotens mit einem transparenten Haargummi zusammenbinden. Den Knoten etwas aufzupfen, um die Befestigung der Extension zu verdecken. Mit ein bis zwei Klemmen feststecken.

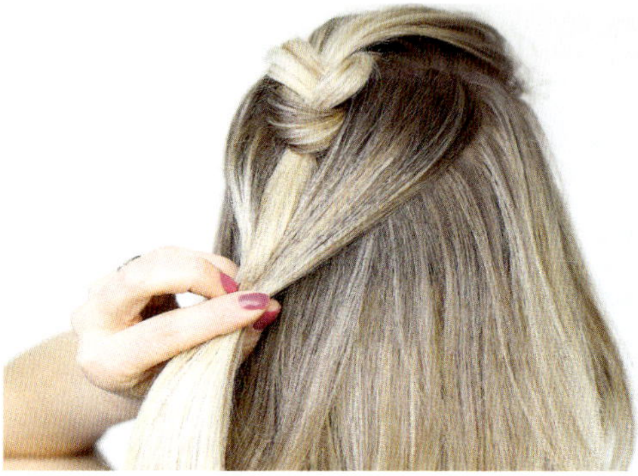

6. Direkt unter dem Knoten eine neue Haarsträhne hinzunehmen.

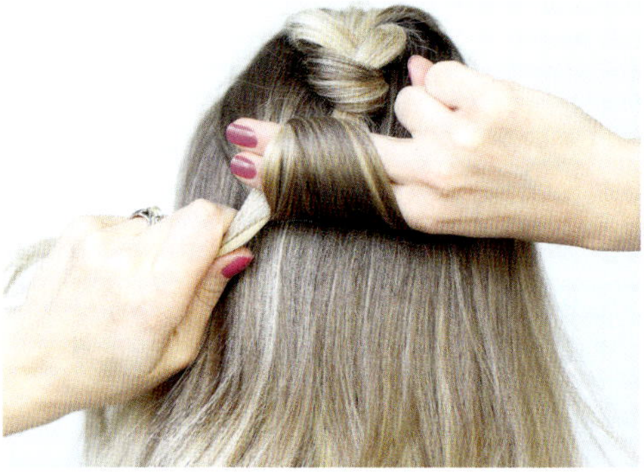

7. Die Haare um die Finger wickeln.

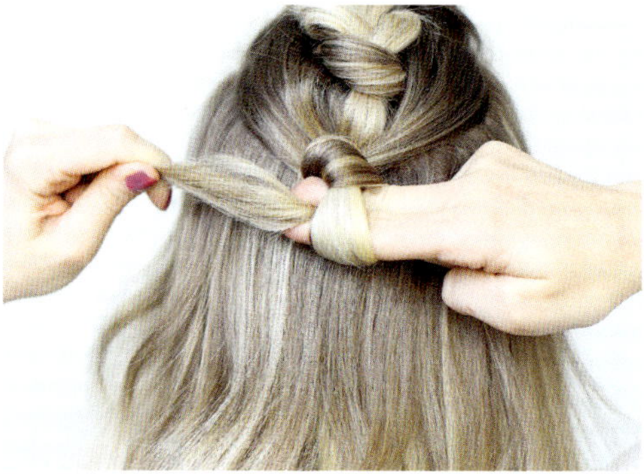

8. Die Finger drehen und das Ende der Haare durchziehen.

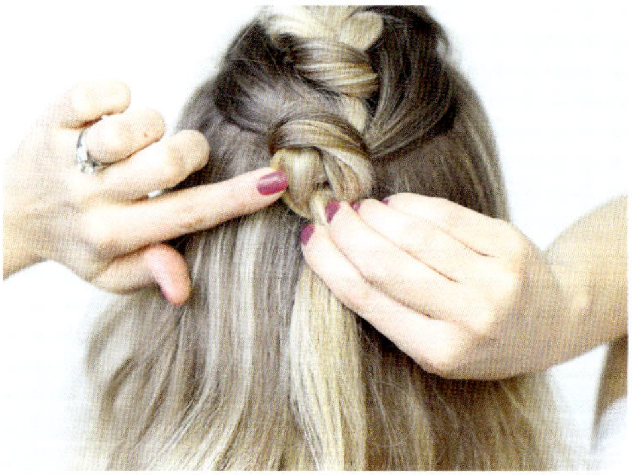

9. Den neuen Knoten mit Klemmen feststecken. Bei Bedarf diese kreuzen.

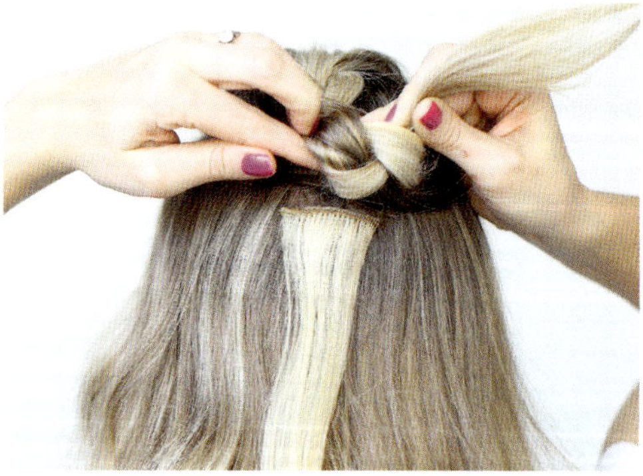

10. Unter dem Knoten wieder eine schmale Extension befestigen.

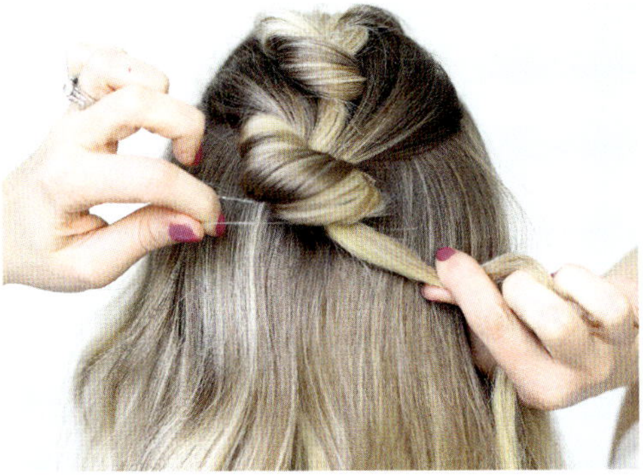

11. Geknotete Haare und Extension mit einem transparenten Haargummi zusammenbinden. Schritte 7–11 wiederholen, bis Sie vier oder fünf Knoten haben.

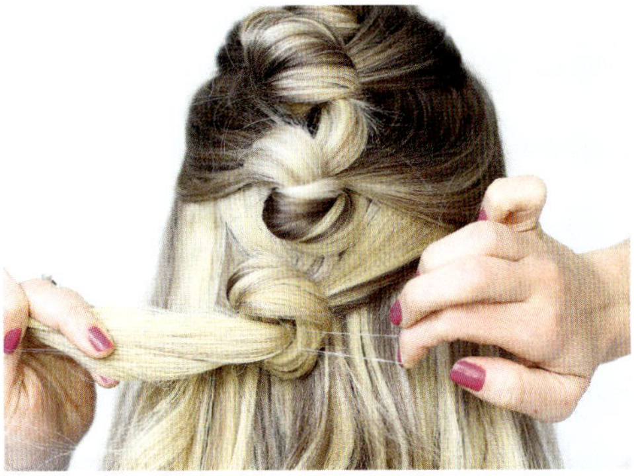

12. Nach dem letzten Knoten keine weiteren Haare mehr hinzunehmen, sondern noch einen Knoten binden. Die Knoten nach Bedarf mit Haarklemmen feststecken.

Tipp:

Vor dem Knoten etwas Haarspray oder Haarwachs auf die Finger geben. Dann werden die Knoten glatt und ordentlich.

HALF-UP MIT KNOTEN

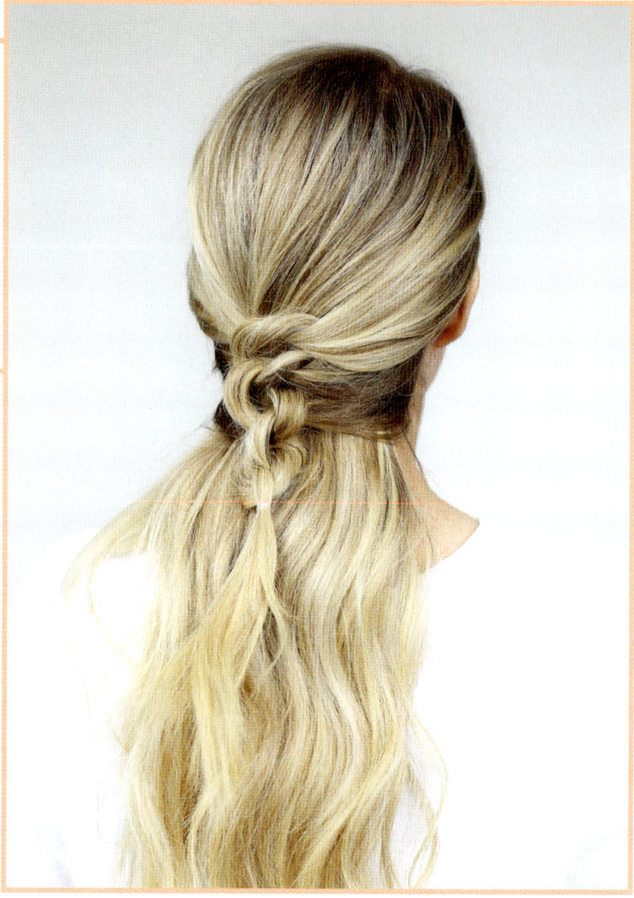

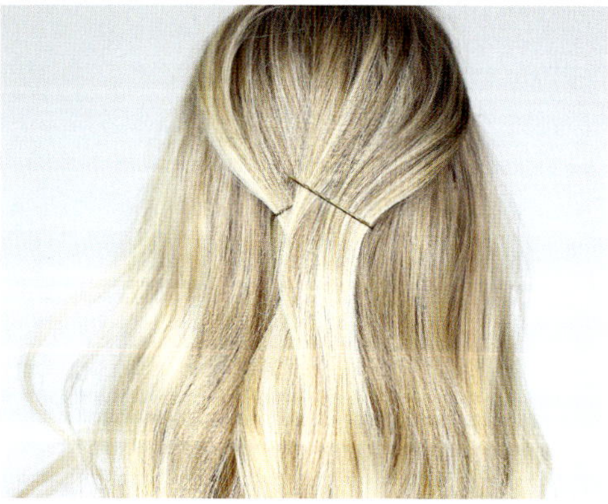

1. Eine breite Partie aus der Stirn am Hinterkopf überkreuzt mit Haarklemmen feststecken.

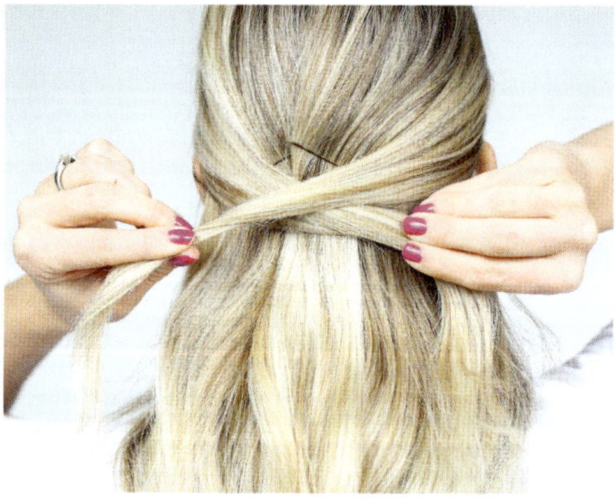

2. Zwei Strähnen an den Schläfen abteilen und diese am Hinterkopf überkreuzen.

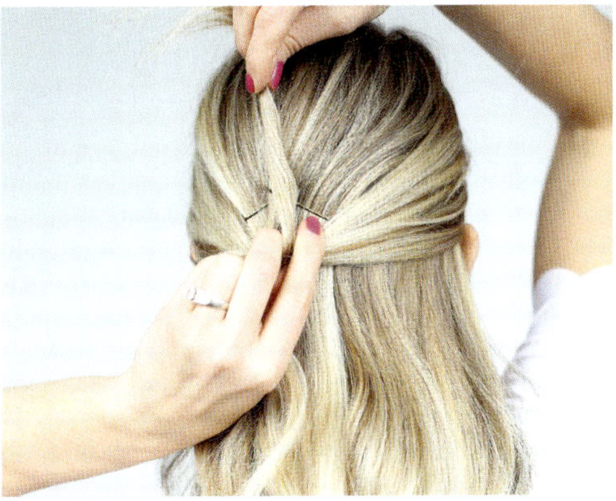

3. Liegt die rechte Strähne oben, nun die linke nach oben ziehen (ansonsten umgekehrt).

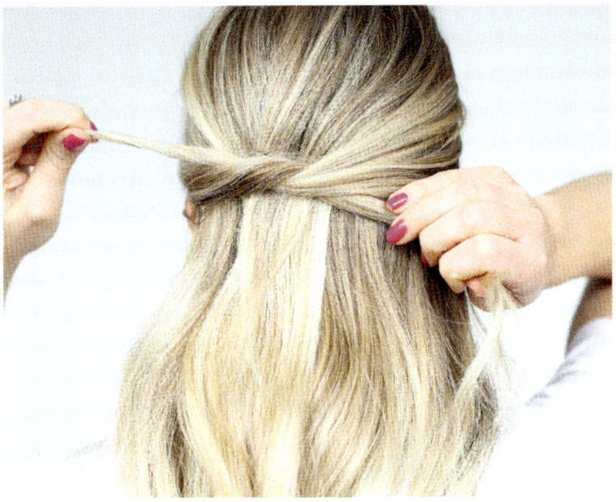

4. Die linke Strähne durch die Öffnung zwischen den Strähnen ziehen. Das ist der erste Knoten.

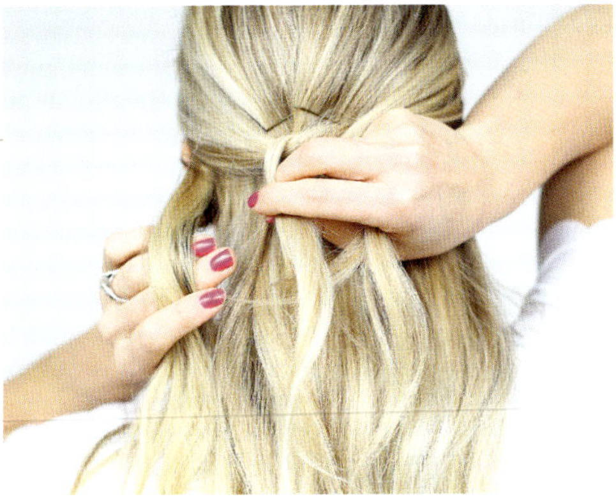

5. Beide Enden festhalten. Auf der linken Seite eine neue Partie abteilen.

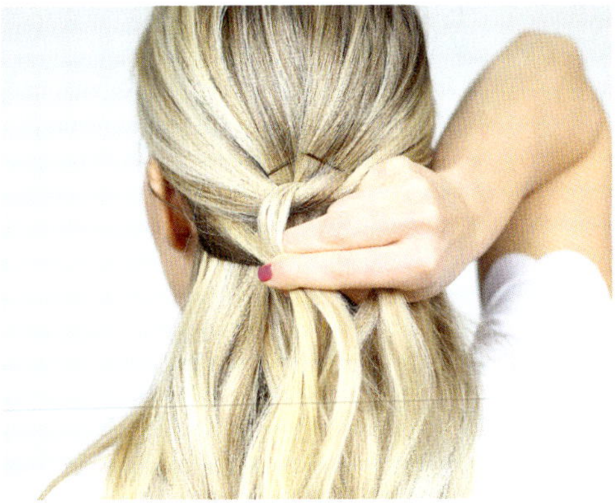

6. Die neue Partie zur linken Strähne hinzunehmen.

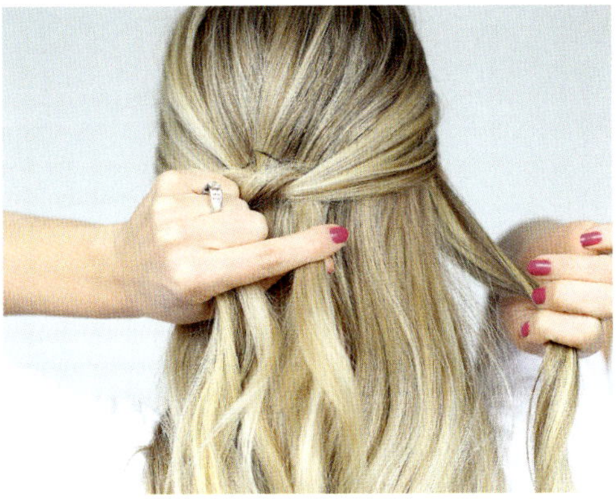

7. Auf der rechten Seite eine neue Partie abteilen, zur rechten Strähne hinzunehmen. Einen Knoten binden.

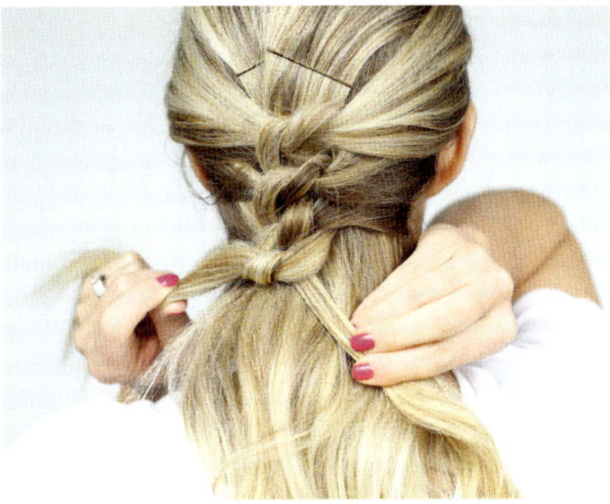

8. Fortlaufend wiederholen, bis der Nacken erreicht ist.

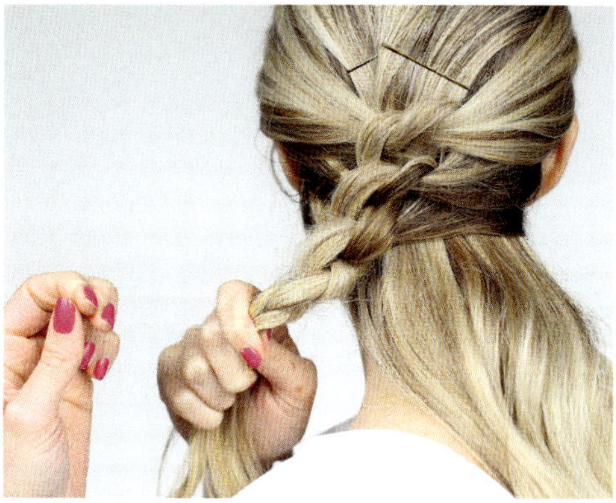

9. Die Strähnen noch einige Male verknoten, dann mit einem transparenten Gummi zusammenbinden.

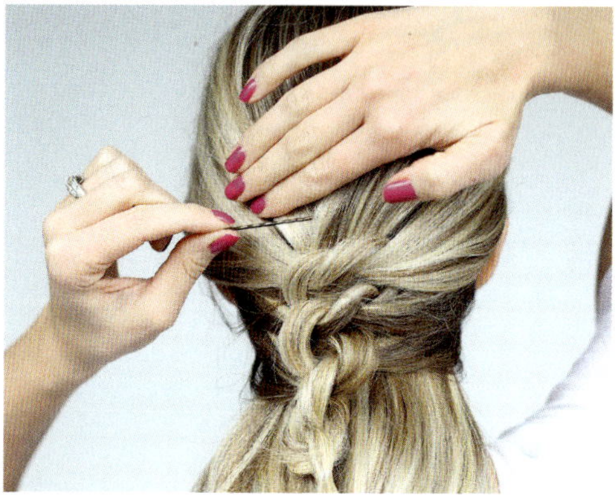

10. Die Haarklemmen aus Schritt 1 entfernen.

Tipp:

Wenn Sie sehr dicke Haare haben, fixieren Sie jeden Knoten mit einer Haarklemme. Haben Sie dagegen sehr feine Haare, verteilen Sie vor dem Stylen großzügig Volumenspray oder Trockenshampoo auf den Haaren.

CHIGNON MIT KNOTEN

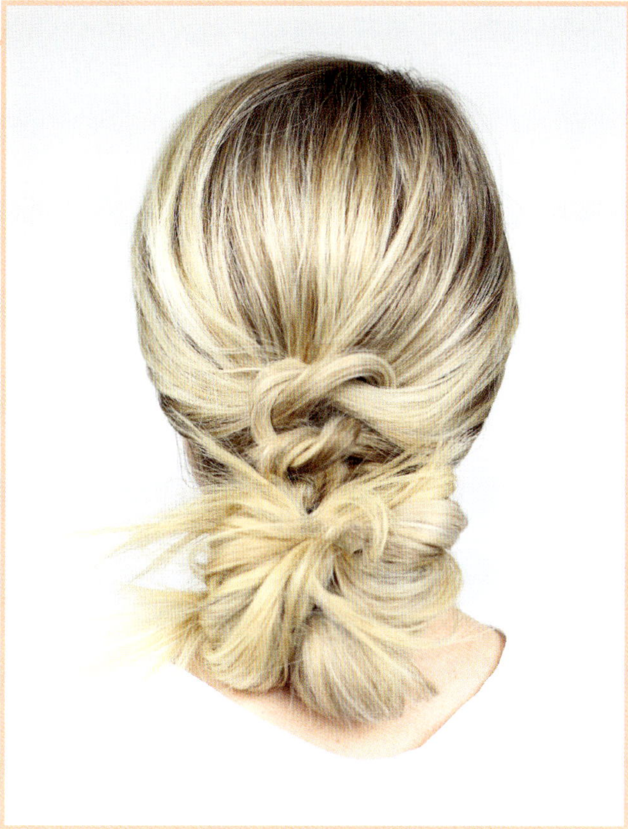

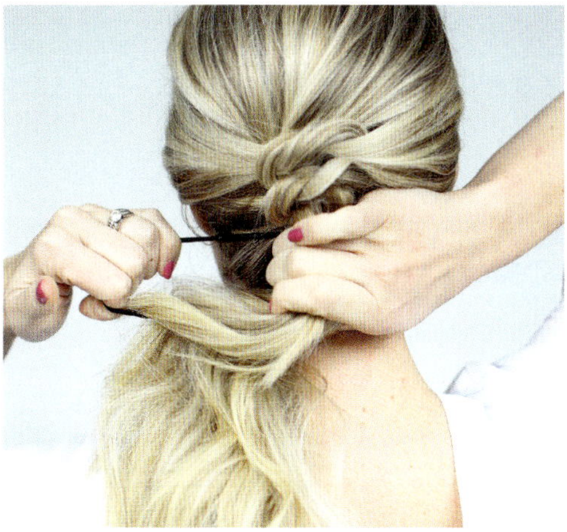

1. Einen Half-up mit Knoten (Seite 50) beginnen. Die Haare im Nacken zum Pferdeschwanz binden.

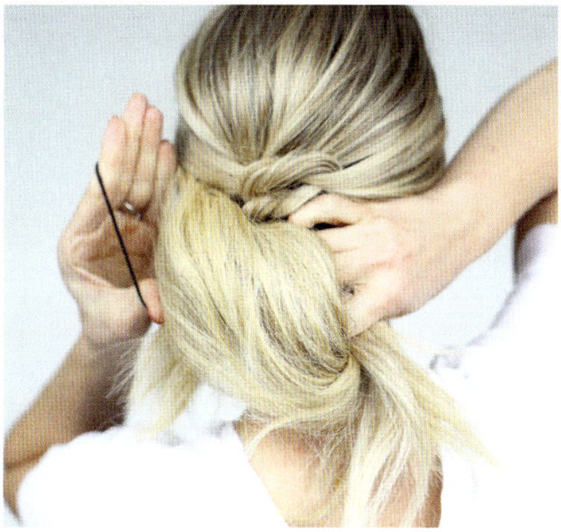

2. Die Haare nicht ganz durchziehen. Das Gummi einmal in sich drehen.

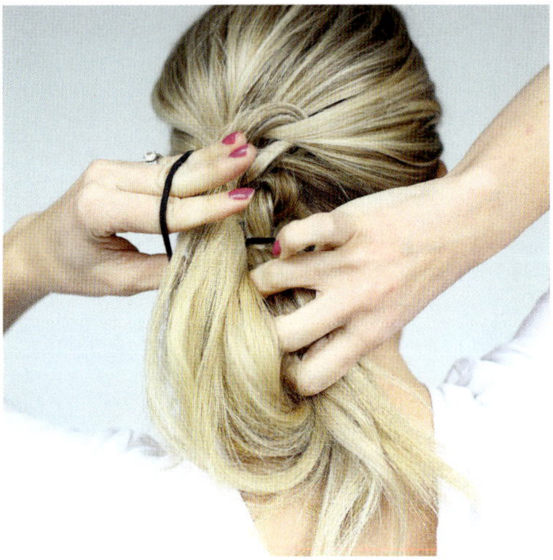

3. Den Knoten mit der Hand erfassen, um die das Gummiband liegt.

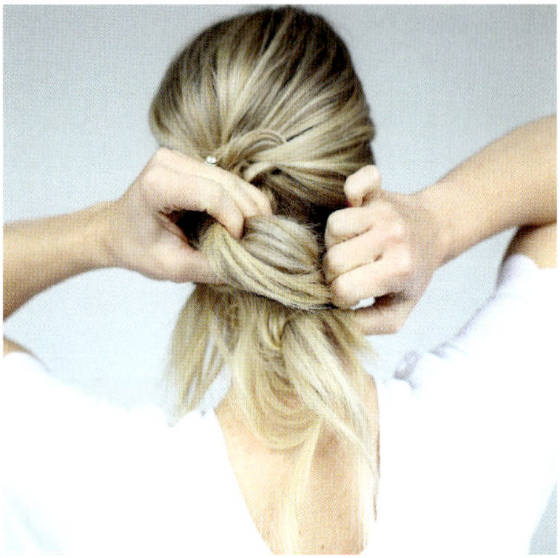

4. Mit der anderen Hand das Gummiband über den Knoten ziehen.

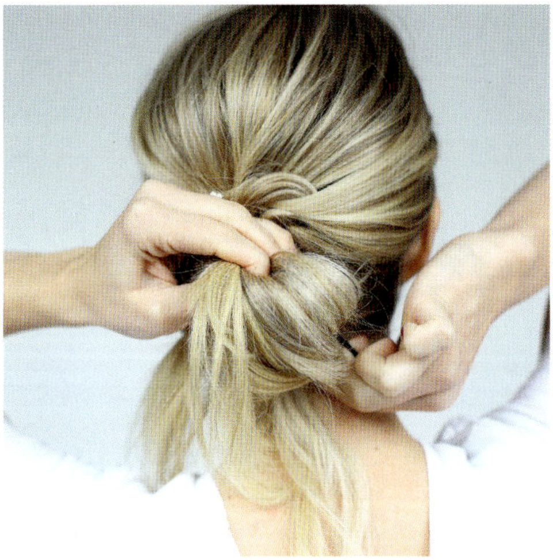

5. Den Knoten in Form zupfen und bei Bedarf mit Haarklemmen feststecken.

WELLENZOPF

Dieser Zopf kann auch als Kranz um den ganzen Kopf geführt oder mit anderen Flechttechniken kombiniert werden. Er sieht beispielsweise toll zu einem Knoten aus. Und was fällt Ihnen dazu ein?

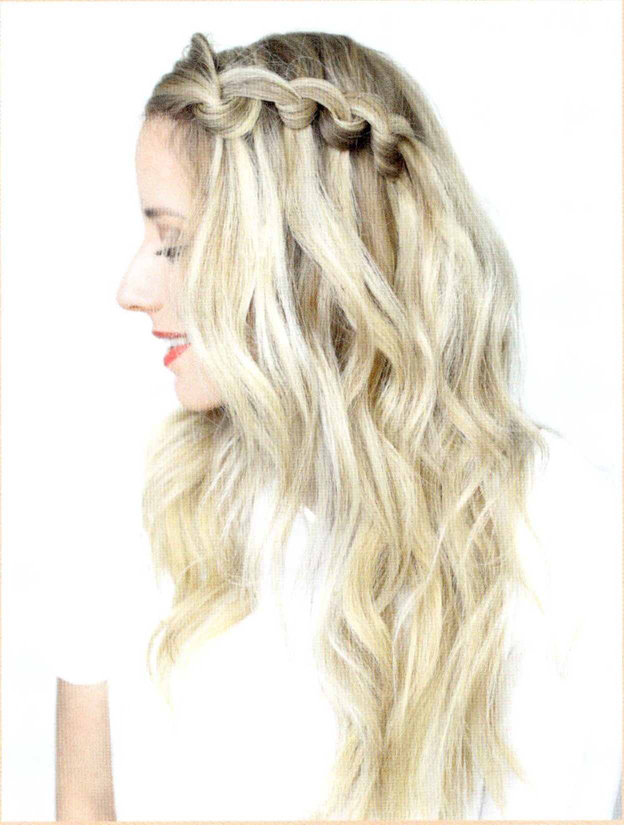

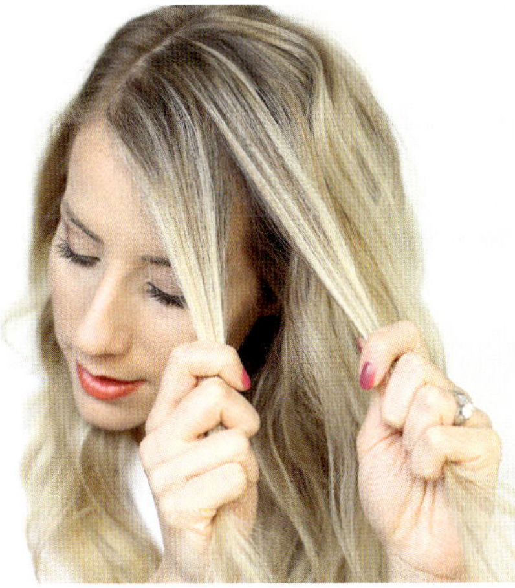

1. Am Scheitel auf der volleren Seite eine Partie aufnehmen und in zwei Strähnen teilen.

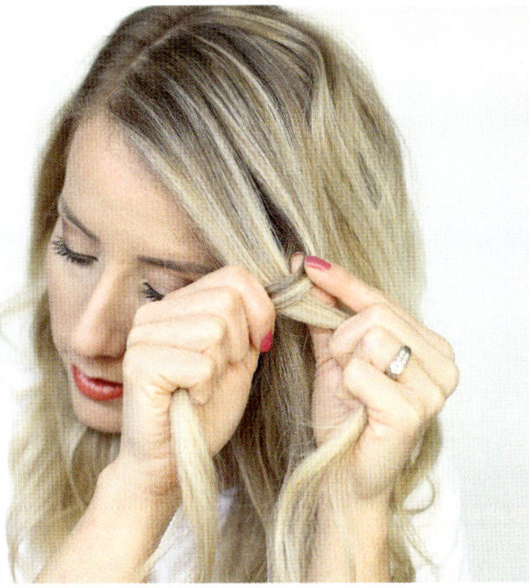

2. Dann die hintere Strähne über die vordere legen. An der Kreuzungsstelle muss ein Loch bleiben.

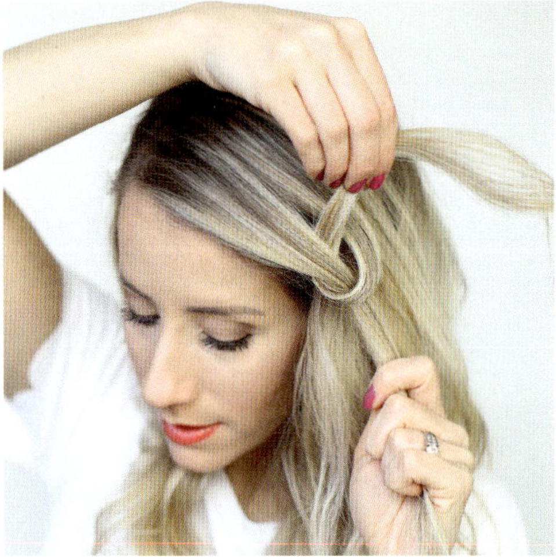

3. Von unten ins Loch greifen und die hintere Strähne von unten nach oben durchziehen.

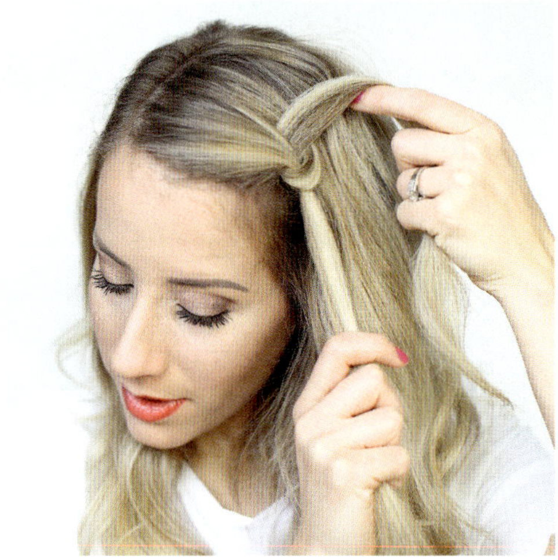

4. Leicht an beiden Strähnen ziehen. Die Schlaufe rückt dadurch näher an den Scheitel.

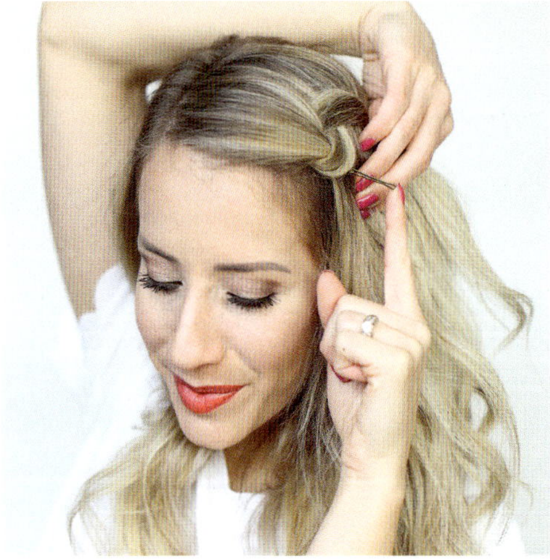

5. Die herabhängende Strähne mit einer Haarklemme feststecken, um die Schlaufe zu fixieren.

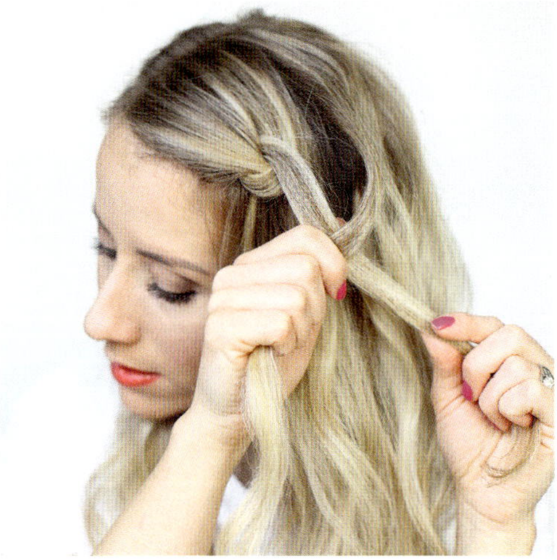

6. Die obere Strähne erfassen. Von hinten eine neue Strähne aufnehmen. Die hintere über die vordere legen.

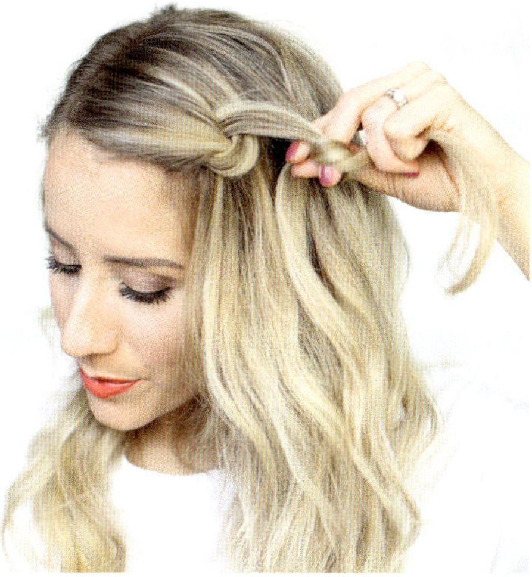

7. Von unten ins Loch greifen und die hintere Strähne von unten nach oben durchziehen. Mit einer Haarklemme feststecken. Fortlaufend wiederholen.

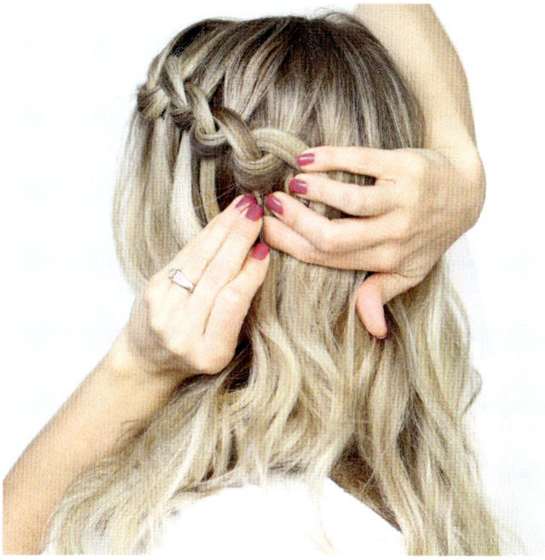

8. Wenn der Zopf die gewünschte Länge hat, die herabhängende Strähne mit einer Haarklemme feststecken.

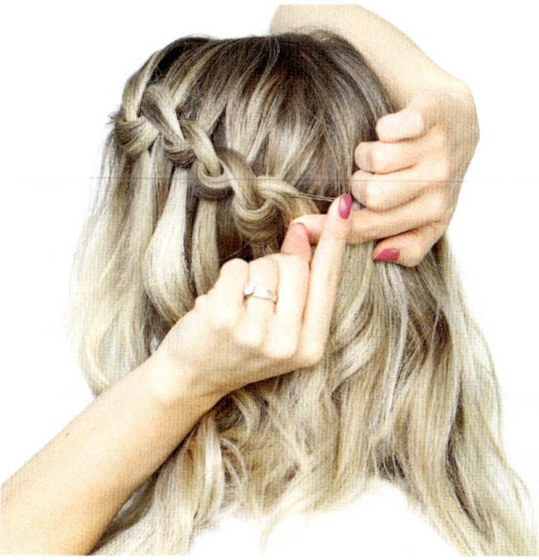

9. Auch die obere Strähne mit einer Haarklemme fixieren.

Tipp:

Gegen fliegende Haare hilft etwas Haarwachs. Klemmen und Schlaufen halten besser, wenn die Haare nicht frisch gewaschen oder mit etwas Volumenspray eingesprüht sind.

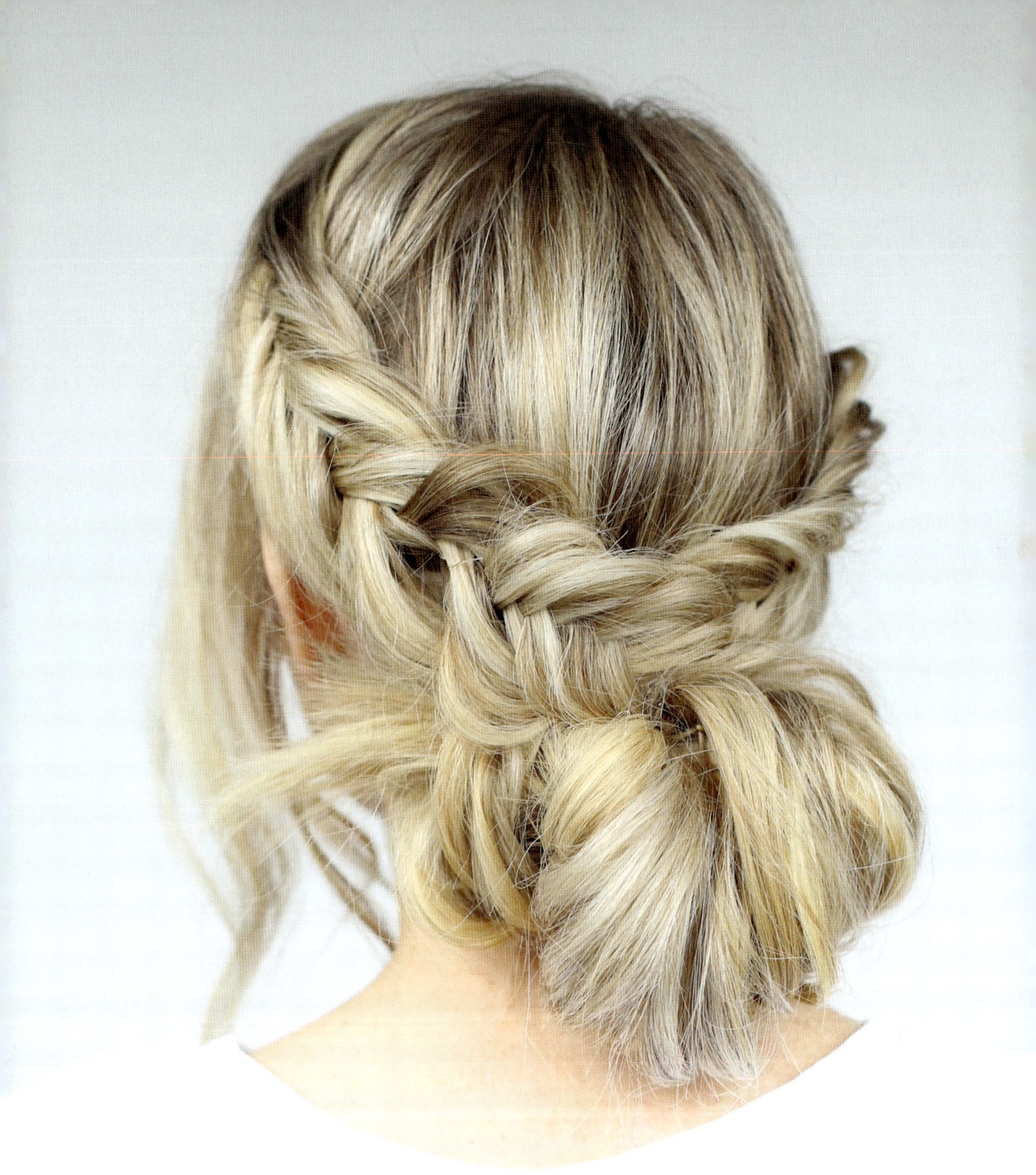

KNOTEN MIT ÄHRENZÖPFEN

Diese Frisur gefällt mir, weil sie so kompliziert aussieht. Dabei ist sie eigentlich recht einfach. Das Flechten eines Ährenzopfs sollten Sie allerdings sicher beherrschen – oder vorher üben.

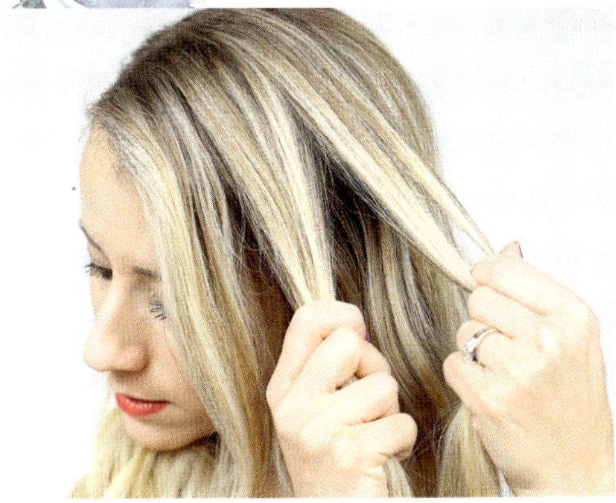

1. Am Oberkopf eine Partie aufnehmen und in zwei Strähnen teilen. An der Stirn eine schmale Strähne hängen lassen.

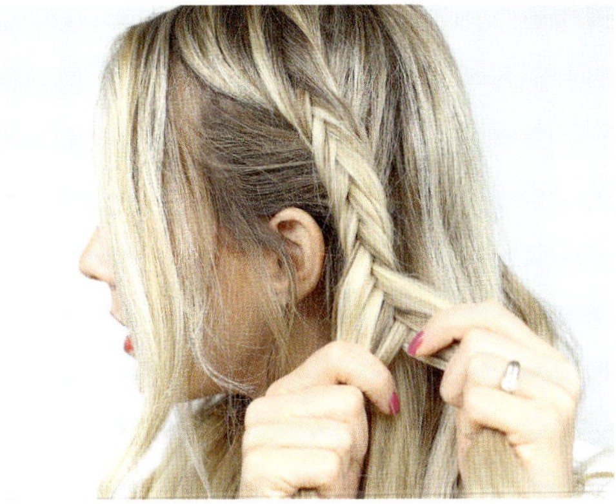

2. Den Ährenzopf flechten – etwa von der Schläfe bis zu den Haarspitzen.

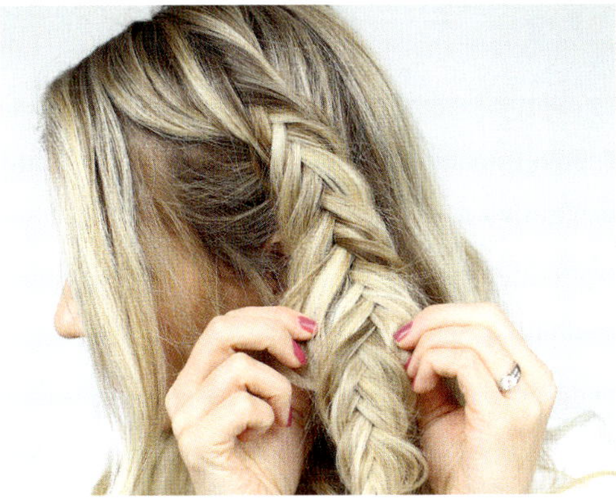

3. Mit einem transparenten Haargummi sichern, dann den Zopf vorsichtig etwas in die Breite ziehen.

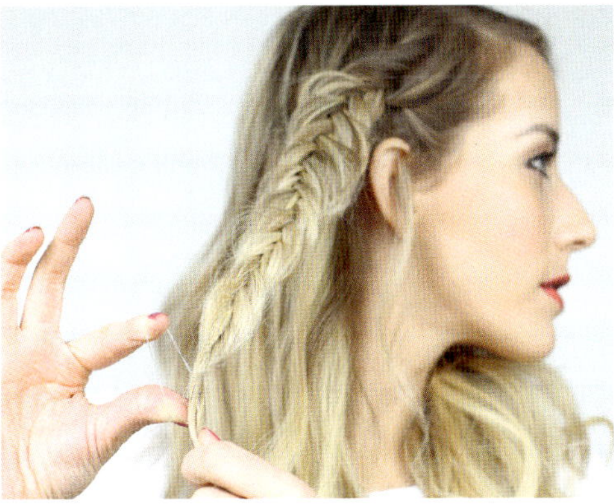

4. Auf der anderen Seite wiederholen.

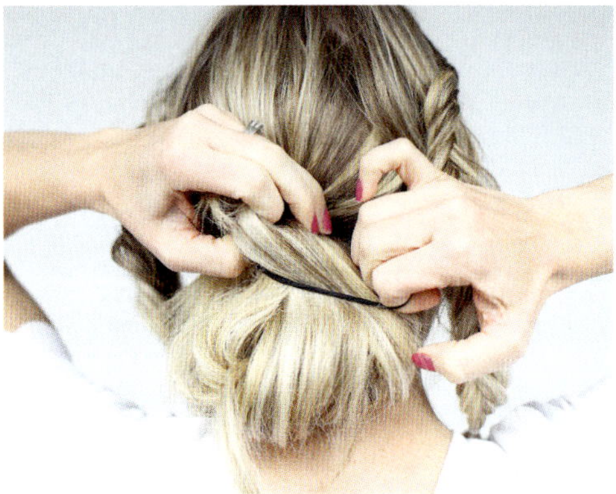

5. Die Zöpfe hängen lassen. Die übrigen Haare zu einem lockeren Knoten schlingen. Ein Gummi darüberstreifen. Die Haare nicht ganz durchziehen. Das Haargummi einmal drehen, dann mit der anderen Hand über den Knoten ziehen.

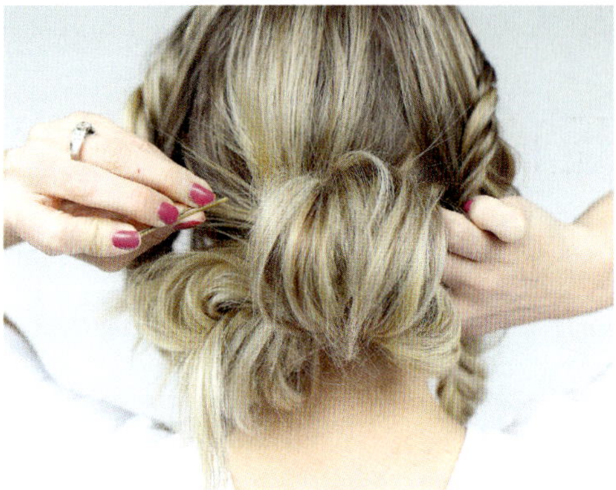

6. Den Knoten etwas anheben und mit Haarklemmen feststecken.

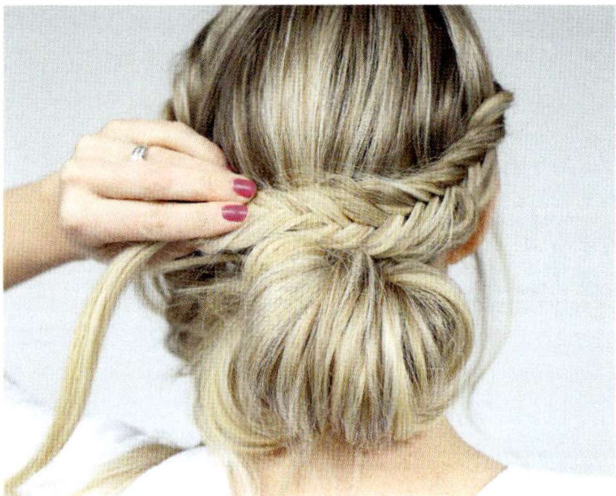

7. Einen Ährenzopf über den Knoten legen und mit Klemmen feststecken.

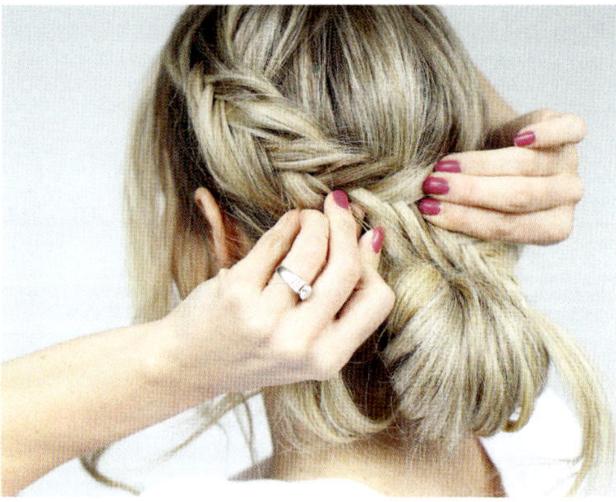

8. Den anderen Ährenzopf entgegengesetzt über den Knoten legen und ebenfalls feststecken.

Tipp:

Besonders füllig wird der Knoten, wenn Sie vor dem Einschlagen der Haare schmale Extensions befestigen.

PFERDESCHWANZ MIT ÄHRENZÖPFEN

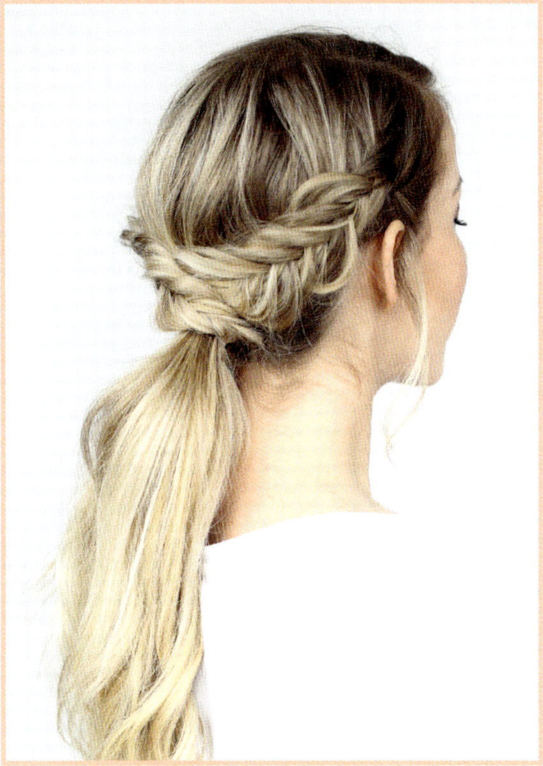

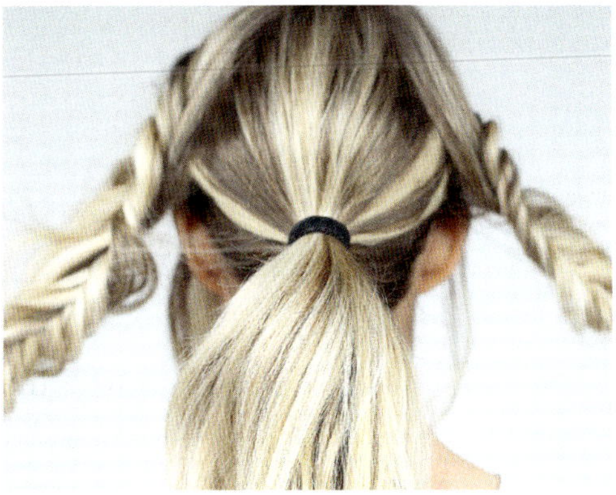

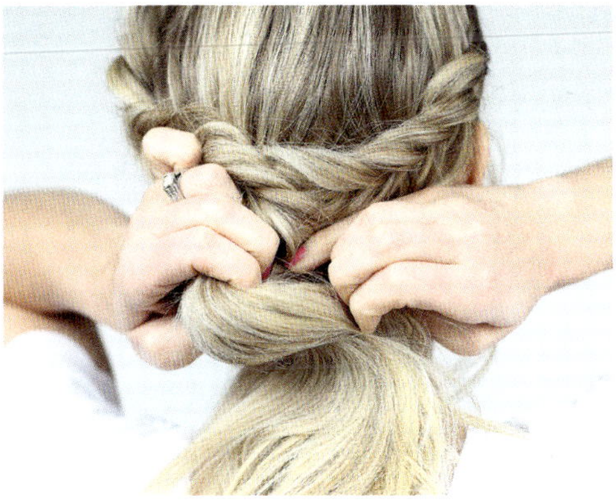

1. Mit den Schritten 1–4 des Knotens mit Ährenzöpfen (Seite 59) beginnen. Die Haare (ohne die Zöpfe) zum tiefen Pferdeschwanz zusammenbinden.

2. Dann die Zöpfe von links und rechts über den Ansatz des Pferdeschwanzes legen.

3. Die Enden der Zöpfe um den Pferdeschwanz wickeln. Ein transparentes Haargummi um den Pferdeschwanz und die Enden der Zöpfe schlingen.

FLECHT-MIX

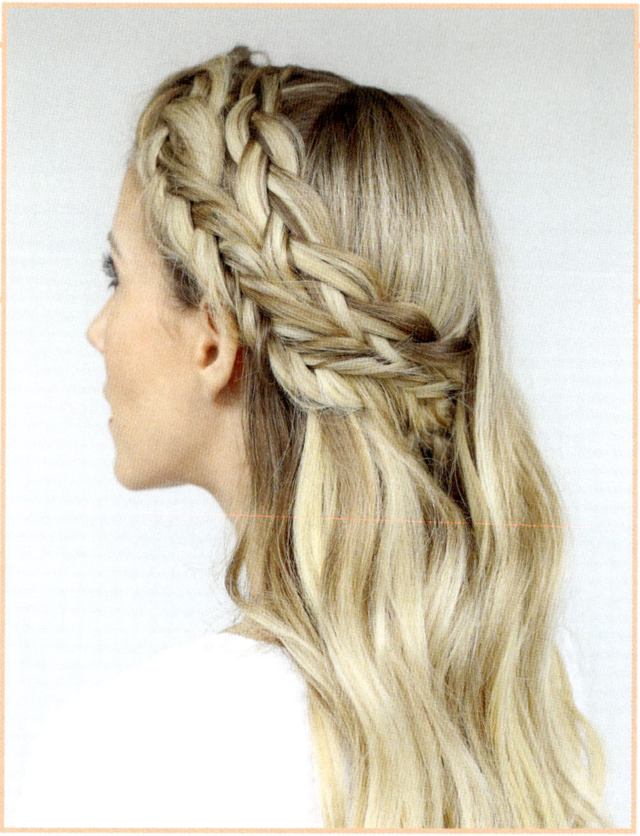

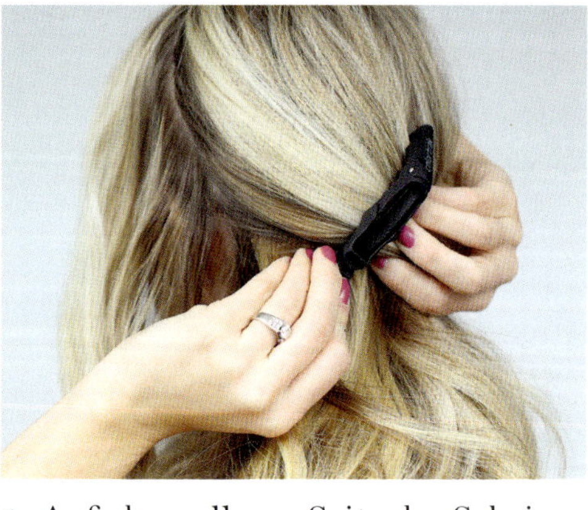

1. Auf der volleren Seite des Scheitels eine 5 cm breite Partie abteilen. Die restlichen Haare mit einem Clip zusammenhalten.

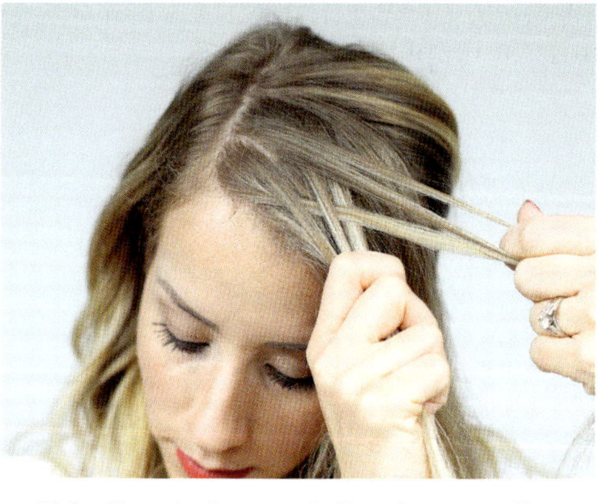

2. Die Partie in zwei Strähnen teilen und einen Ährenzopf flechten. Dazu kann man sich auch ein Tutorial auf twistmepretty.com anschauen.

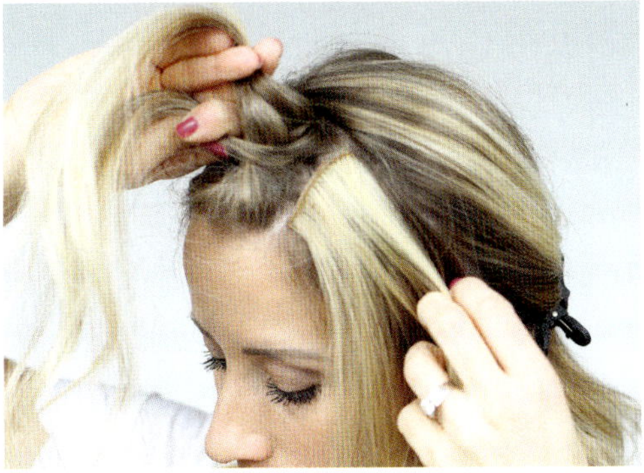

3. Falls nötig, eine schmale Extension befestigen, damit der Zopf etwas fülliger wird.

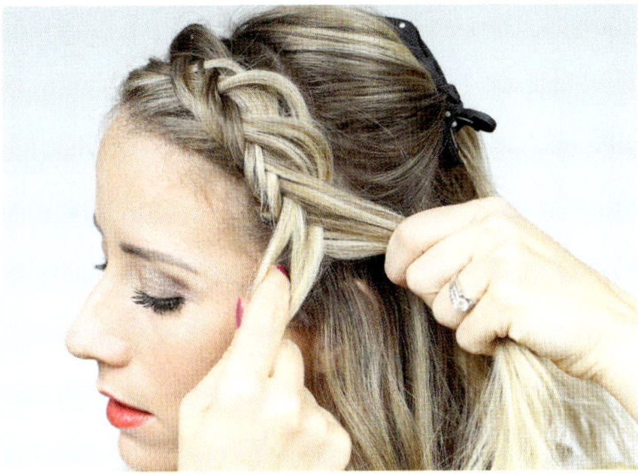

4. Den Ährenzopf bis zum Ohr flechten, dann mit einem normalen Zopf fortfahren.

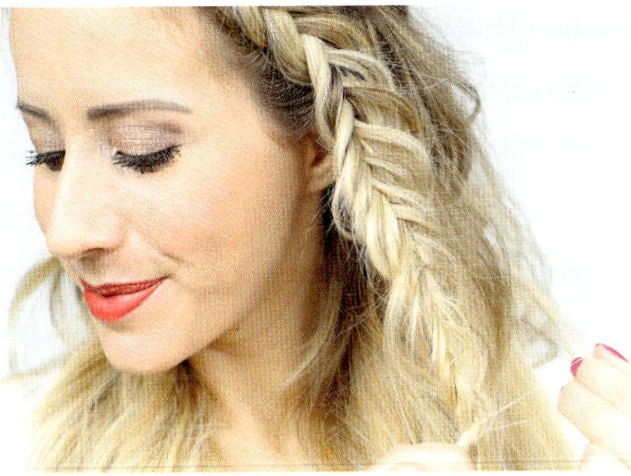

5. Den Zopf mit einem transparenten Haargummi zusammenhalten, dann füllig aufzupfen.

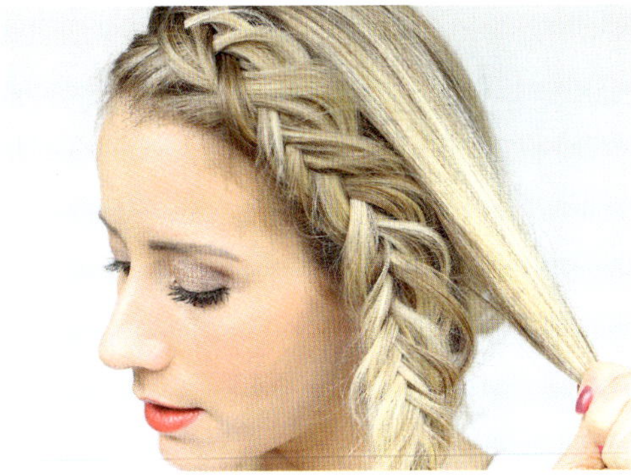

6. Den Clip lösen und von den freien Haaren eine 5 cm breite Partie abteilen. Die restlichen Haare wieder festclippen.

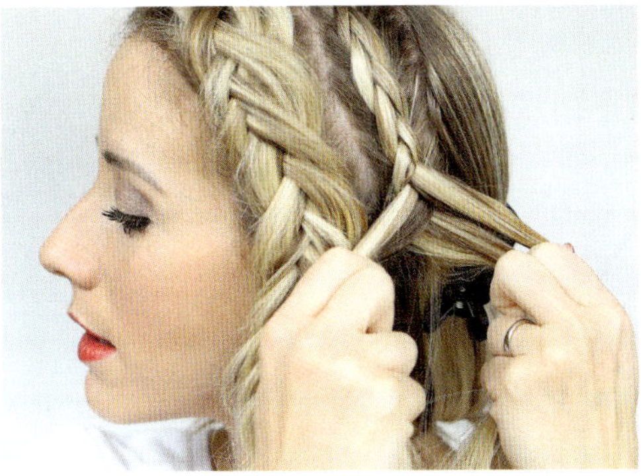

7. Bis zum Ohr einen flämischen Zopf flechten, dann mit einem normalen Zopf fortfahren.

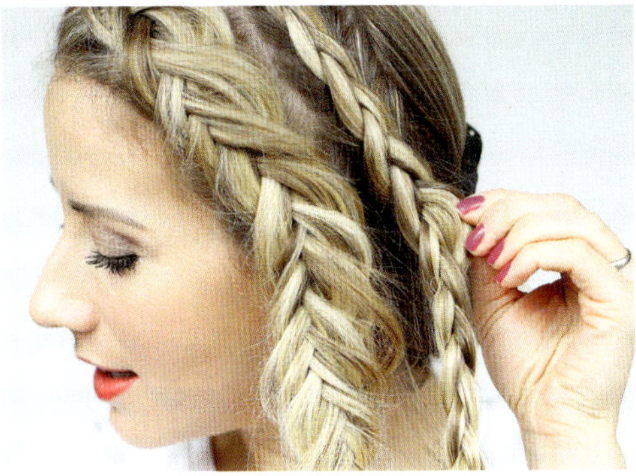

8. Den Zopf mit einem transparenten Haargummi zusammenhalten, dann füllig aufzupfen.

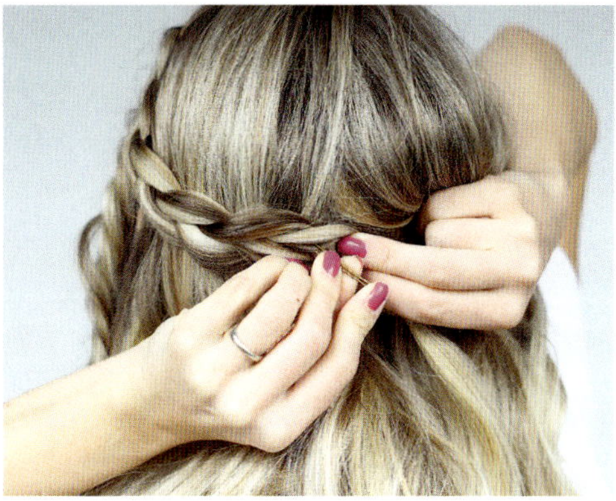

9. Den flämischen Zopf zum Hinterkopf führen und mit einer Klemme feststecken.

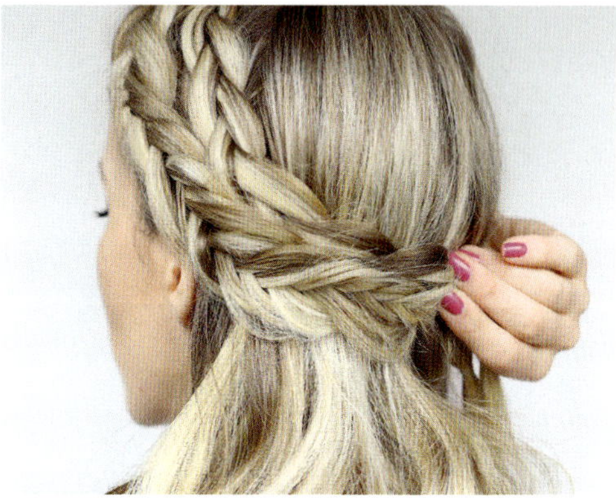

10. Den Ährenzopf unter dem flämischen Zopf zum Hinterkopf führen und mit einer Klemme feststecken.

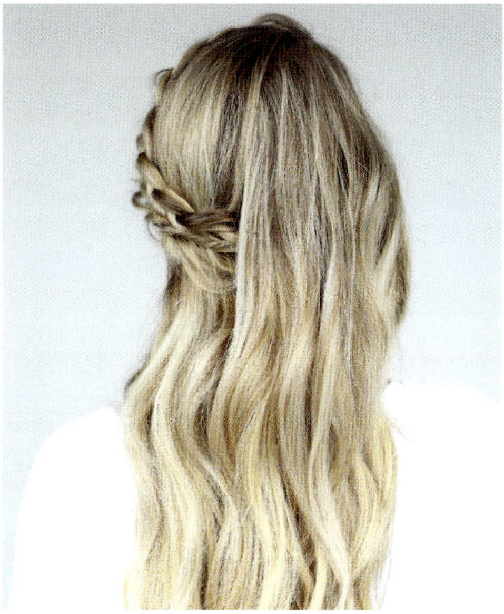

11. Den Clip lösen und die restlichen Haare über die Klemmen fallen lassen.

PFERDESCHWANZ MIT ZOPF-MIX

Diese Frisur ist die Rettung, wenn die Haare nicht frisch gewaschen sind und sich Wellen ausgehängt haben!

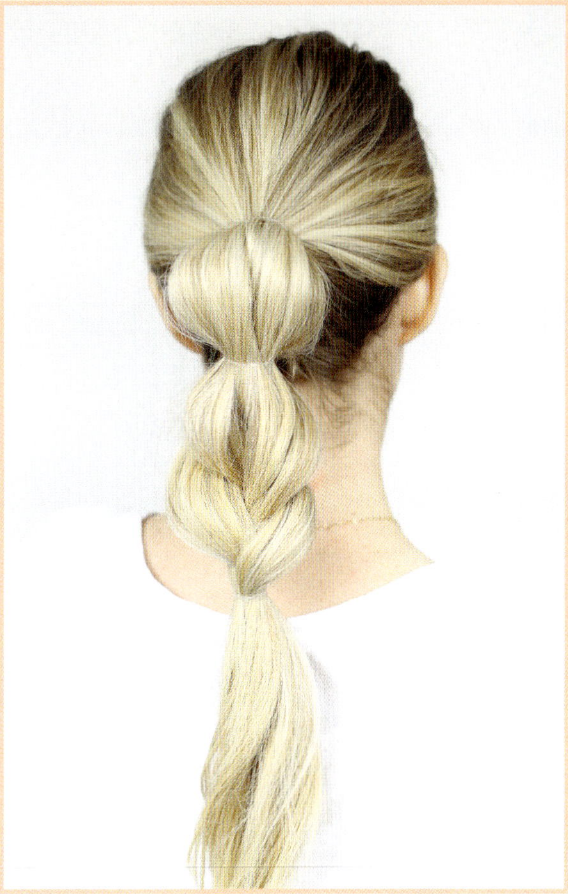

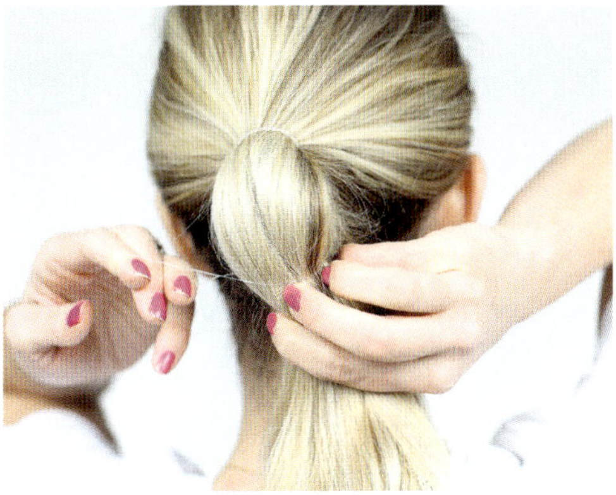

1. Einen Pferdeschwanz binden und diesen einige Zentimeter unter dem Haargummi mit einem weiteren Gummi abbinden.

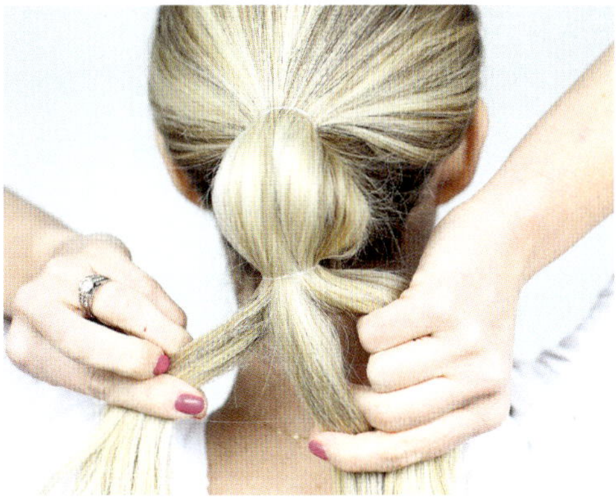

2. Den Pferdeschwanz unter dem Gummi in drei Strähnen teilen.

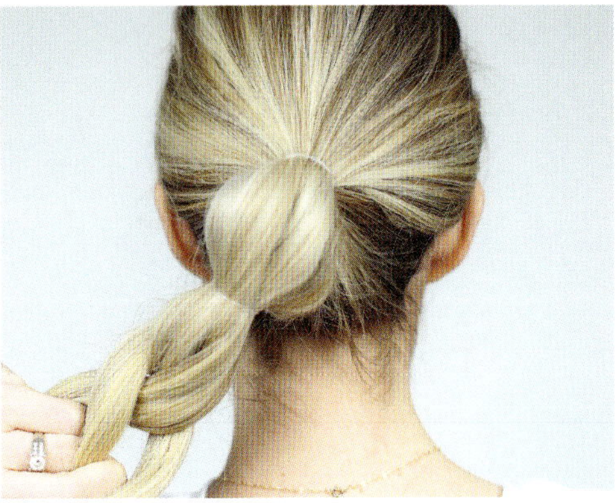

3. Ein paar Zentimeter flechten.

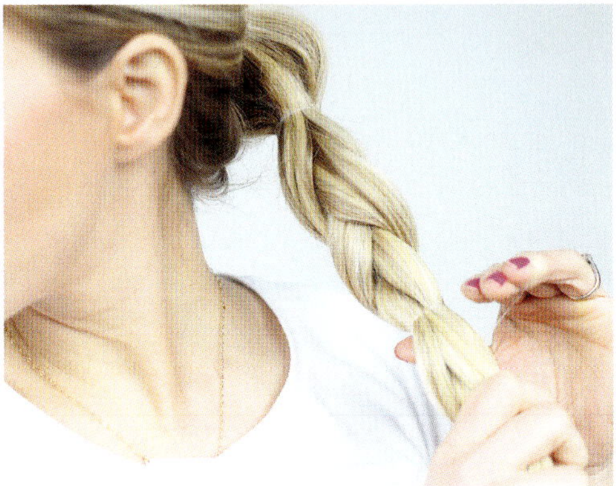

4. Mit einem transparenten Haargummi zusammenhalten.

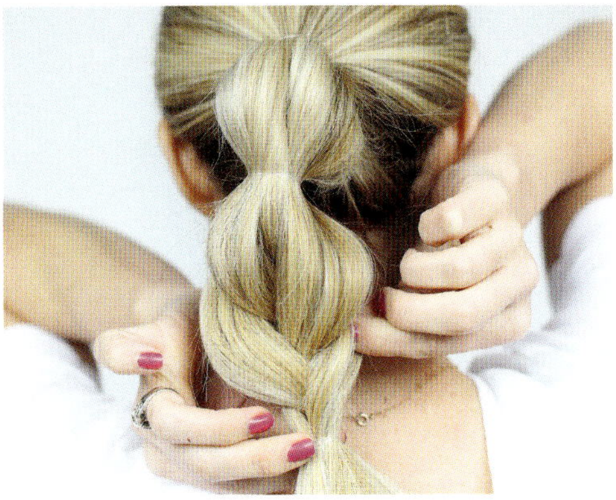

5. Zopf und Tuff füllig aufzupfen.

PFERDESCHWANZ, DURCHGEZOGEN

Diese Flechttechnik ist momentan total angesagt. Sie eignet sich auch für kürzere Haare, weil der Zopf prima hält und nichts herausrutscht.

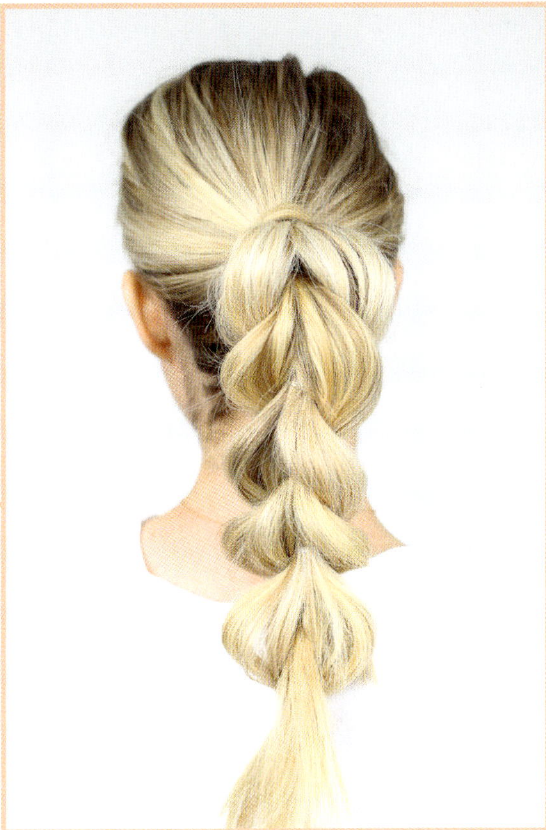

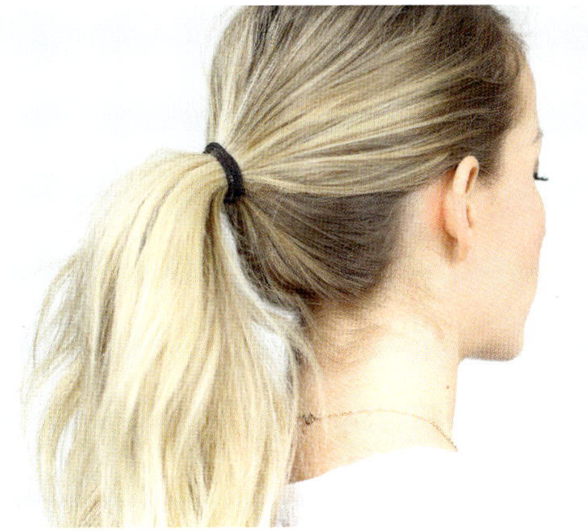

1. Die Haare zu einem Pferdeschwanz zusammenbinden.

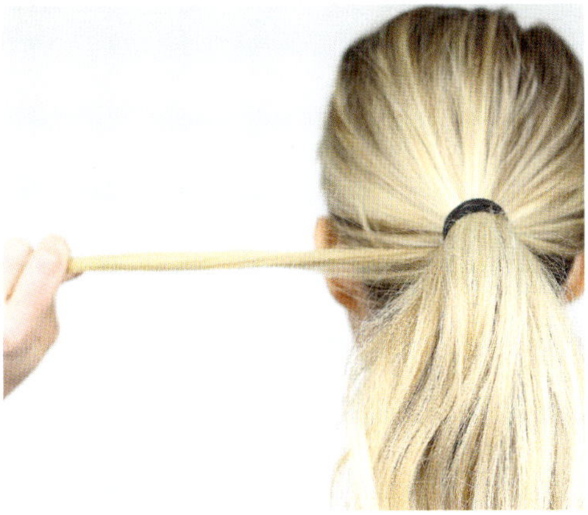

2. Eine kleine Strähne von unten abteilen und um das Gummi wickeln. Mit einem transparenten Gummi oder einer Haarklammer befestigen.

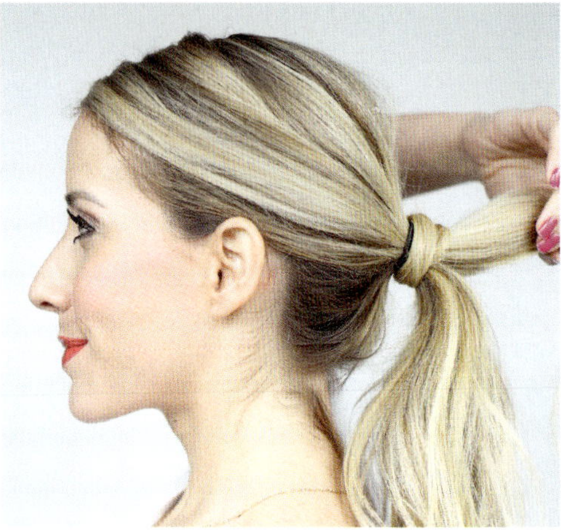

3. Den Pferdeschwanz quer in zwei Partien teilen.

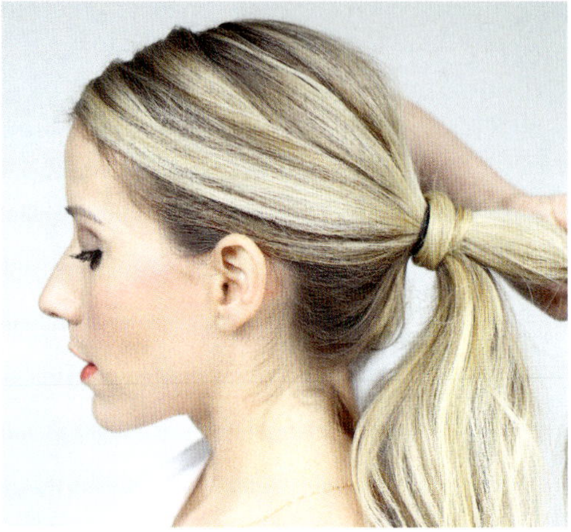

4. Die obere Partie einige Zentimeter tiefer mit einem transparenten Haargummi zusammenhalten.

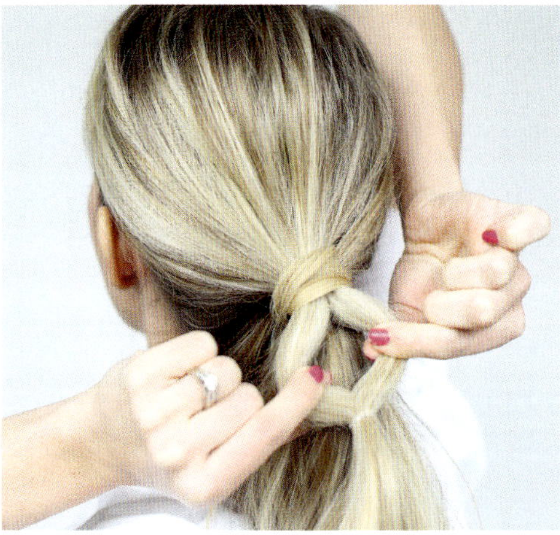

5. Die obere Partie direkt über dem transparenten Haargummi spreizen.

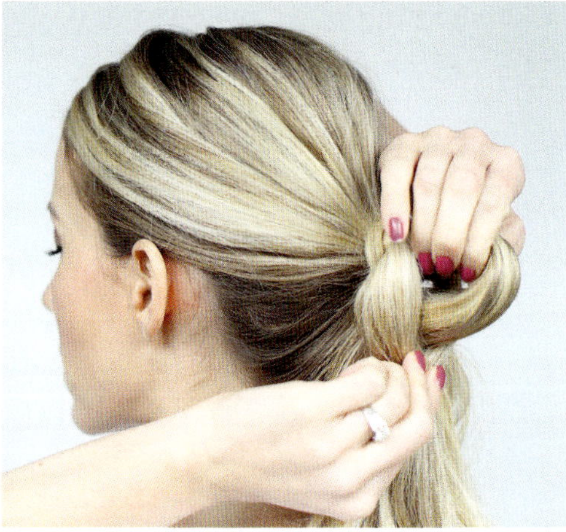

6. Die untere Partie von unten durch die Öffnung ziehen.

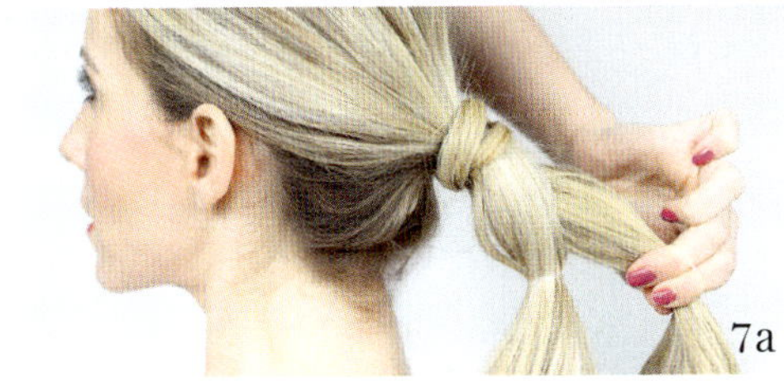

7a

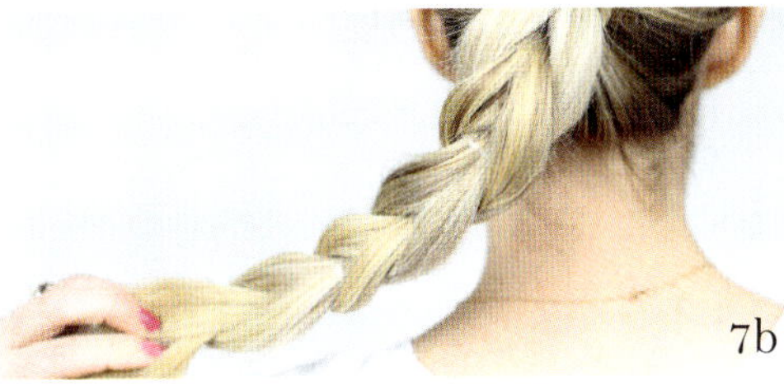

7b

7. Wiederholen: Die neue obere Strähne mit einem transparenten Haargummi zusammenbinden, darüber spreizen und die untere Strähne durchziehen.

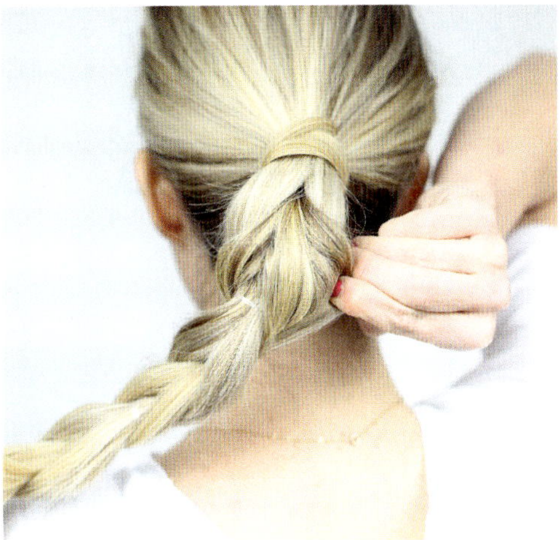

8. Zuletzt die einzelnen Abschnitte etwas aufzupfen, damit der ganze Zopf schön füllig aussieht.

Tipp:

Vorher Stylingschaum oder Volumenspray verwenden, damit die Haare griffig werden.

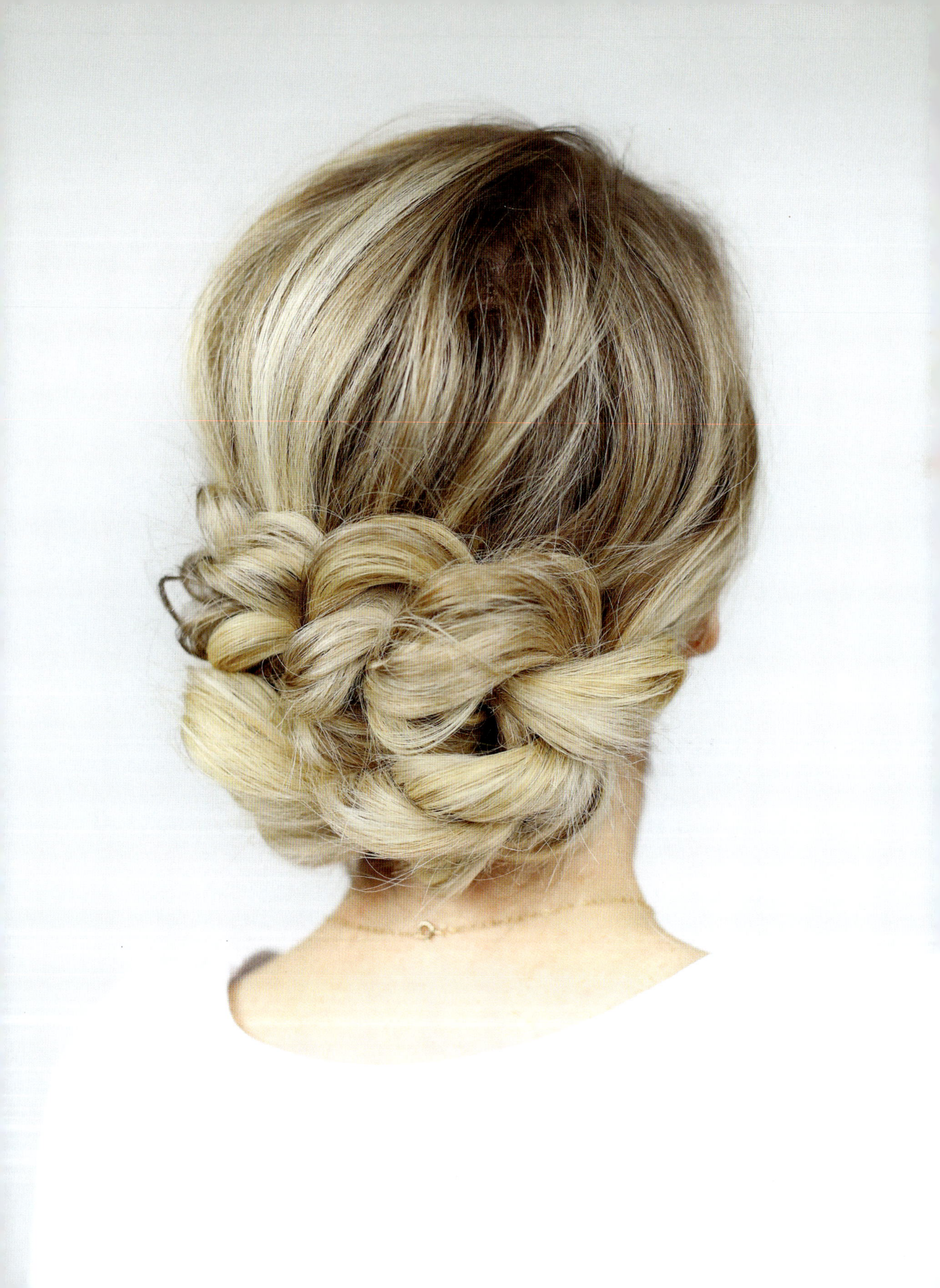

KNOTEN, DURCHGEZOGEN

Dieser Knoten gehört zu meinen Favoriten, obwohl er sich eigentlich besser für halblange Haare eignet. Ein eleganter Style für besondere Feiertage oder ein Hochzeitsfest.

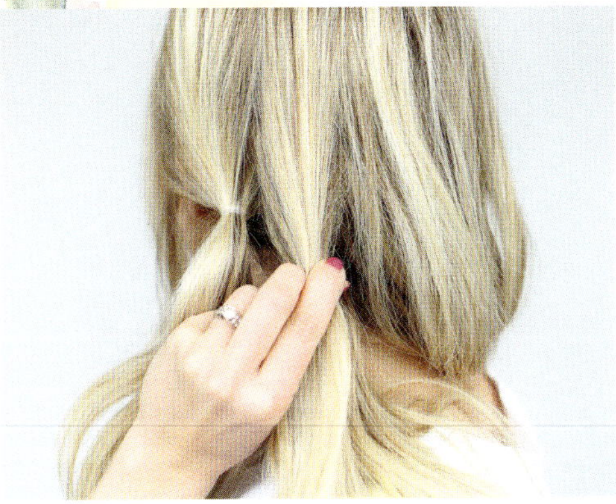

1. Hinter einem Ohr eine Strähne mit einem Haargummi zusammenbinden. Daneben eine zweite Strähne abteilen.

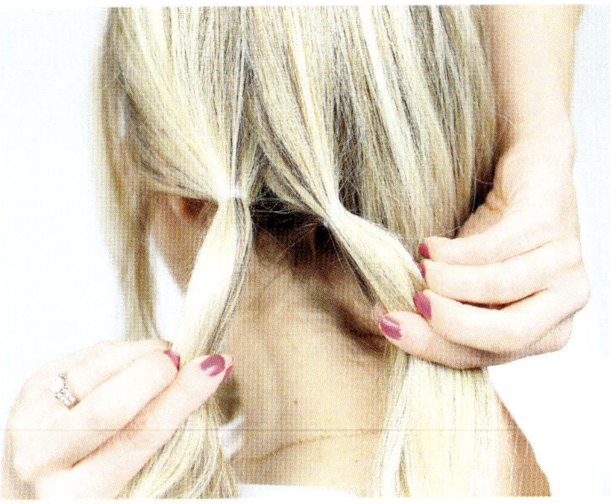

2. Auch diese mit einem transparenten Haargummi sichern. Sie haben nun zwei Pferdeschwänze nebeneinander.

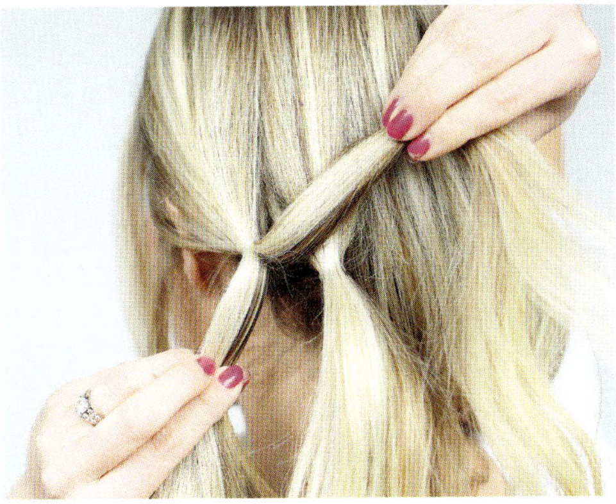

3. Den ersten Pferdeschwanz in zwei Strähnen teilen.

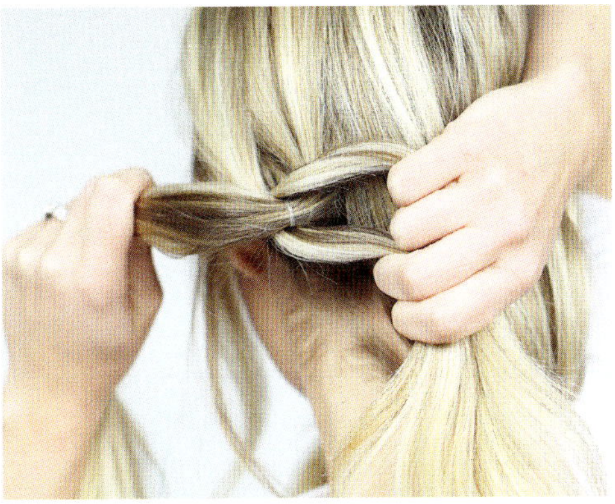

4. Die Strähnen des ersten Pferdeschwanzes um den zweiten legen.

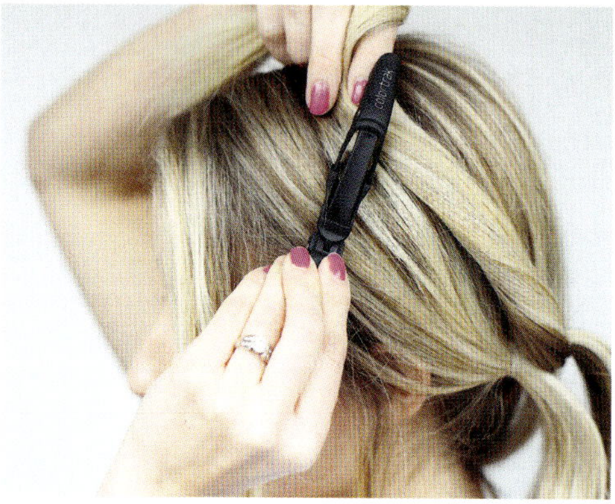

5. Das Ende des zweiten Pferdeschwanzes mit einem Clip aus dem Weg halten.

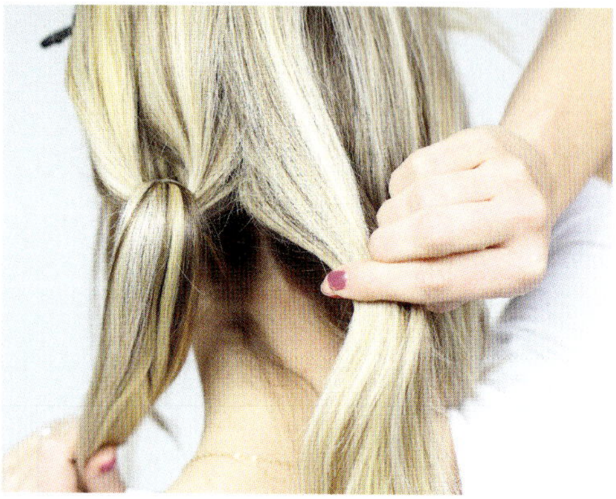

6. Die Enden mit einer Hand halten. Eine dritte Strähne abteilen und mit einem transparenten Gummi fixieren.

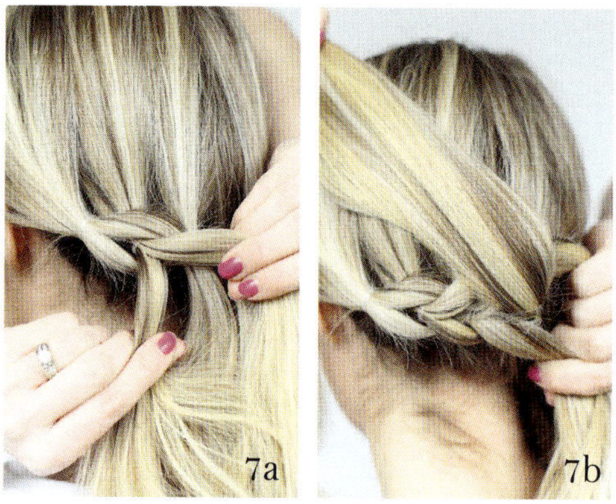

7. Den Clip entfernen. Schritte 3–6 wiederholen.

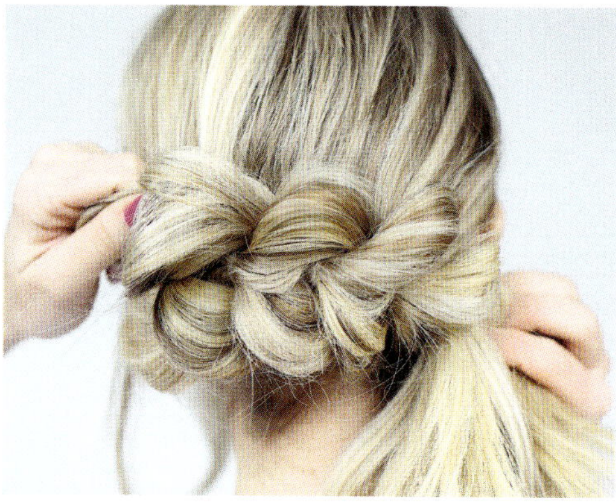

8. Wenn das andere Ohr erreicht ist, den Zopf füllig auseinanderzupfen.

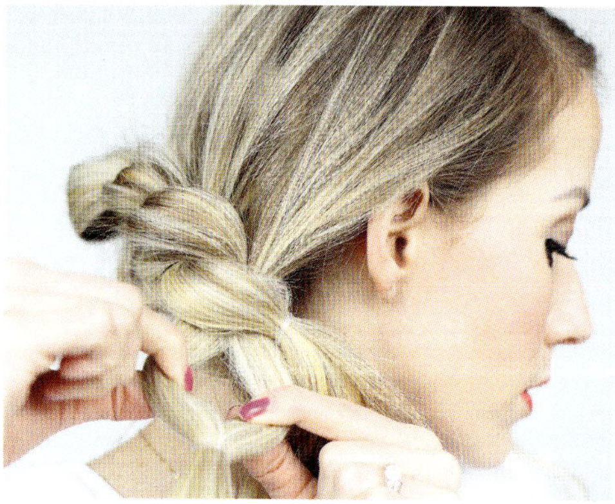

9. Den Zopf etwas über den Spitzen mit einem transparenten Gummi zusammenhalten, darüber spreizen.

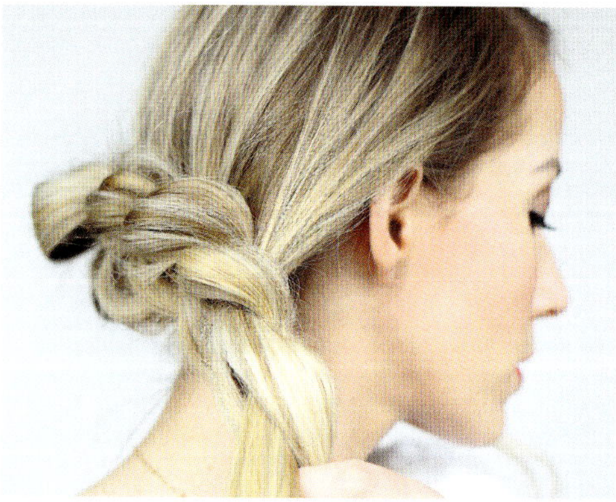

10. Die obere Strähne von oben nach unten durch die Öffnung ziehen.

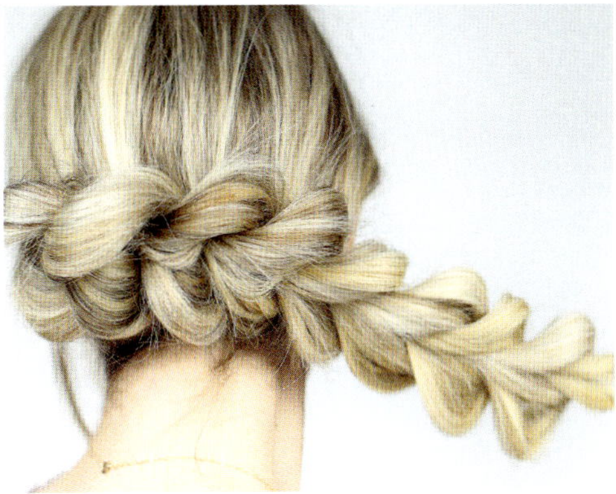

11. Wiederholen, bis die Haarspitzen erreicht sind.

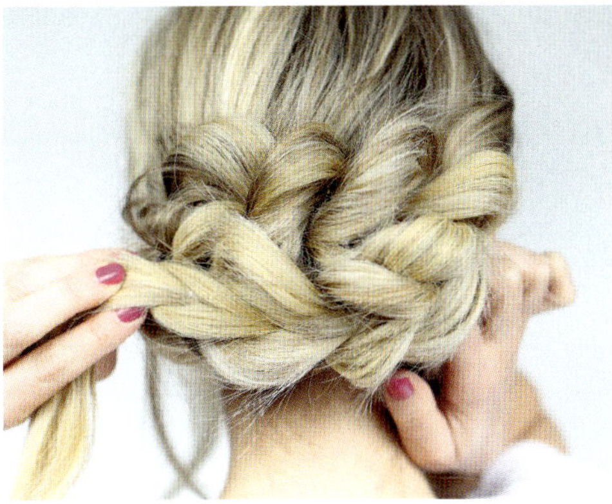

12. Den Zopf zur anderen Seite legen und mit Haarklemmen feststecken.

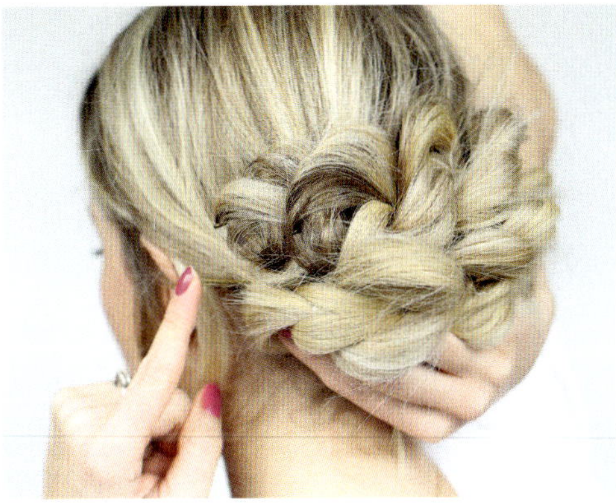

13. Die Haarspitzen unter dem Knoten verstecken, mit Klemmen fixieren.

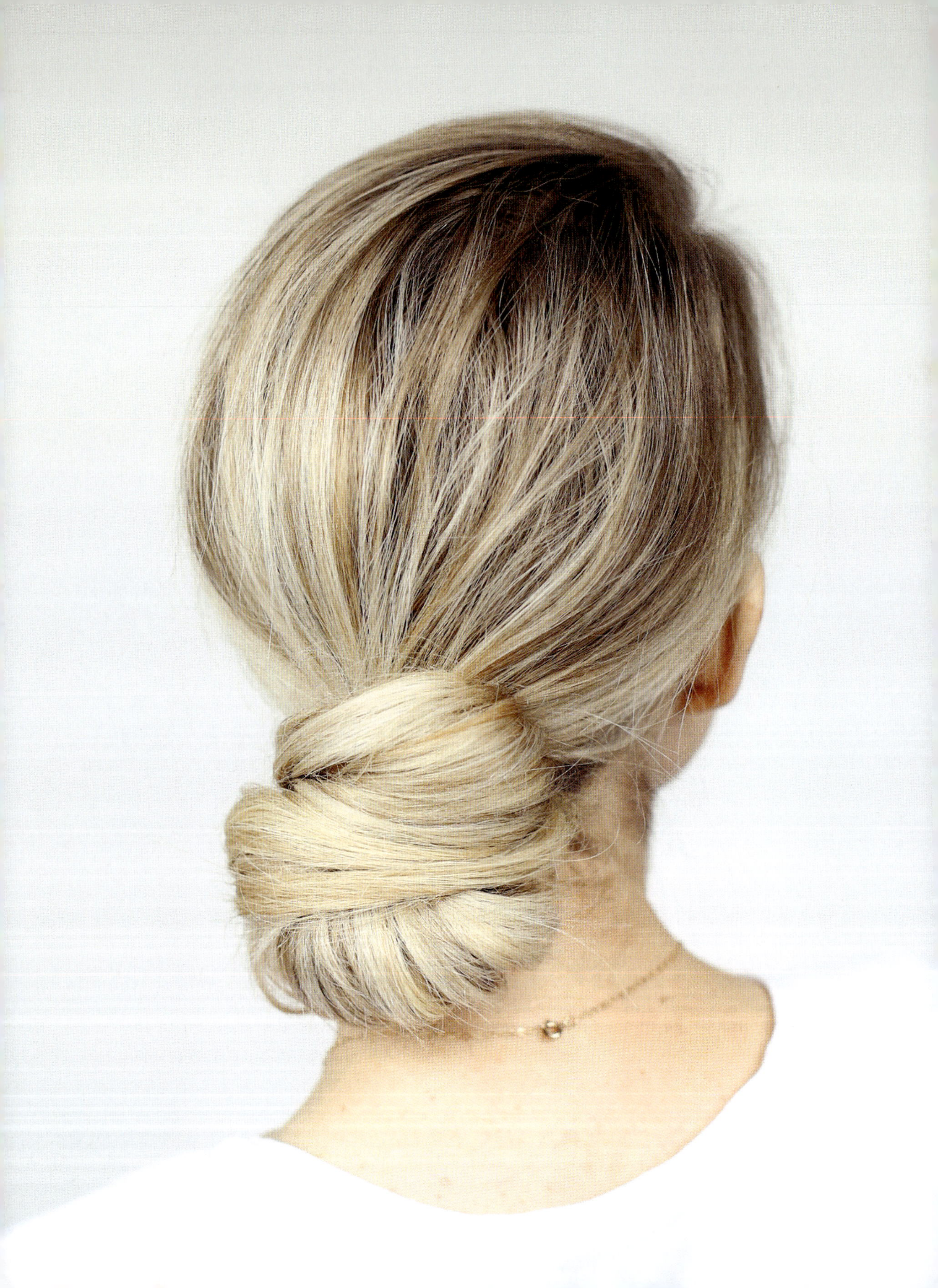

SIMPLER KNOTEN

Selbst eine einfache Frisur kann toll aussehen. Hier ist der Beweis!

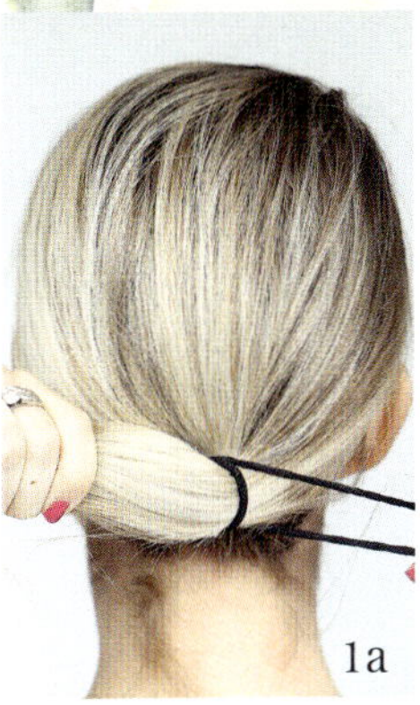

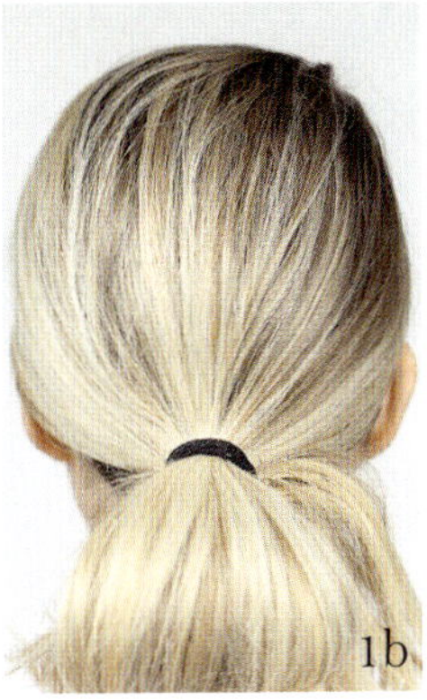

1. Die Haare im Nacken zum Knoten schlingen. Die Enden relativ weit aus dem Haargummi herausstehen lassen.

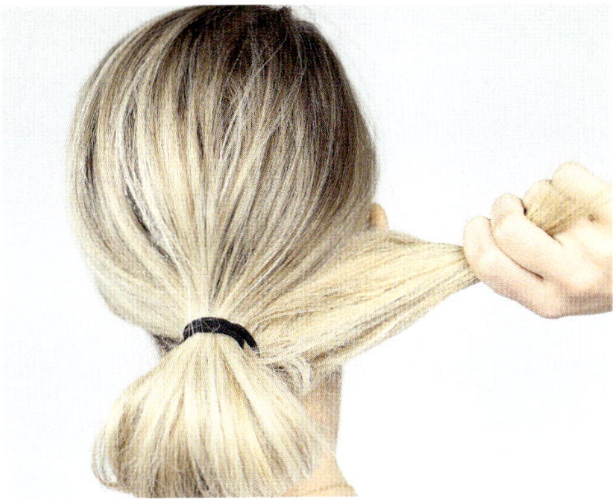

2. Die Enden mit einer Hand fassen ...

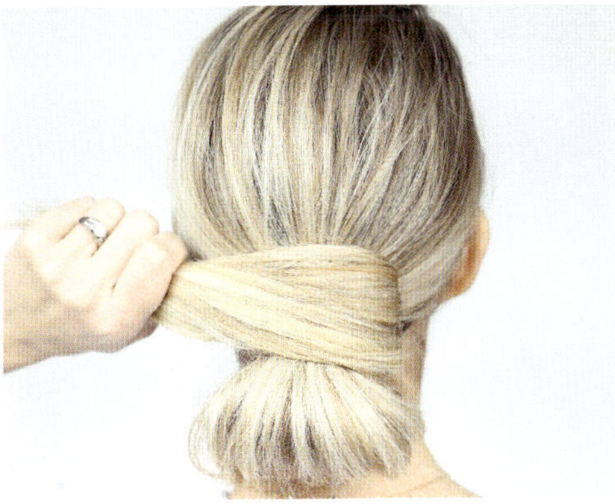

3. ... und um das Gummi schlingen.

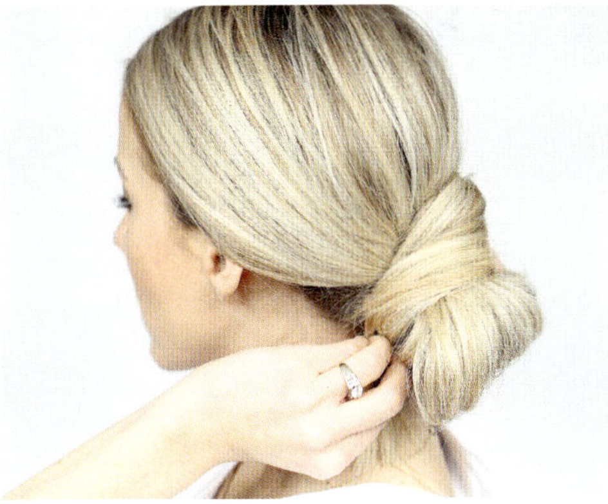

4. Die Enden auf der anderen Seite unter das Haargummi schieben, um sie zu fixieren.

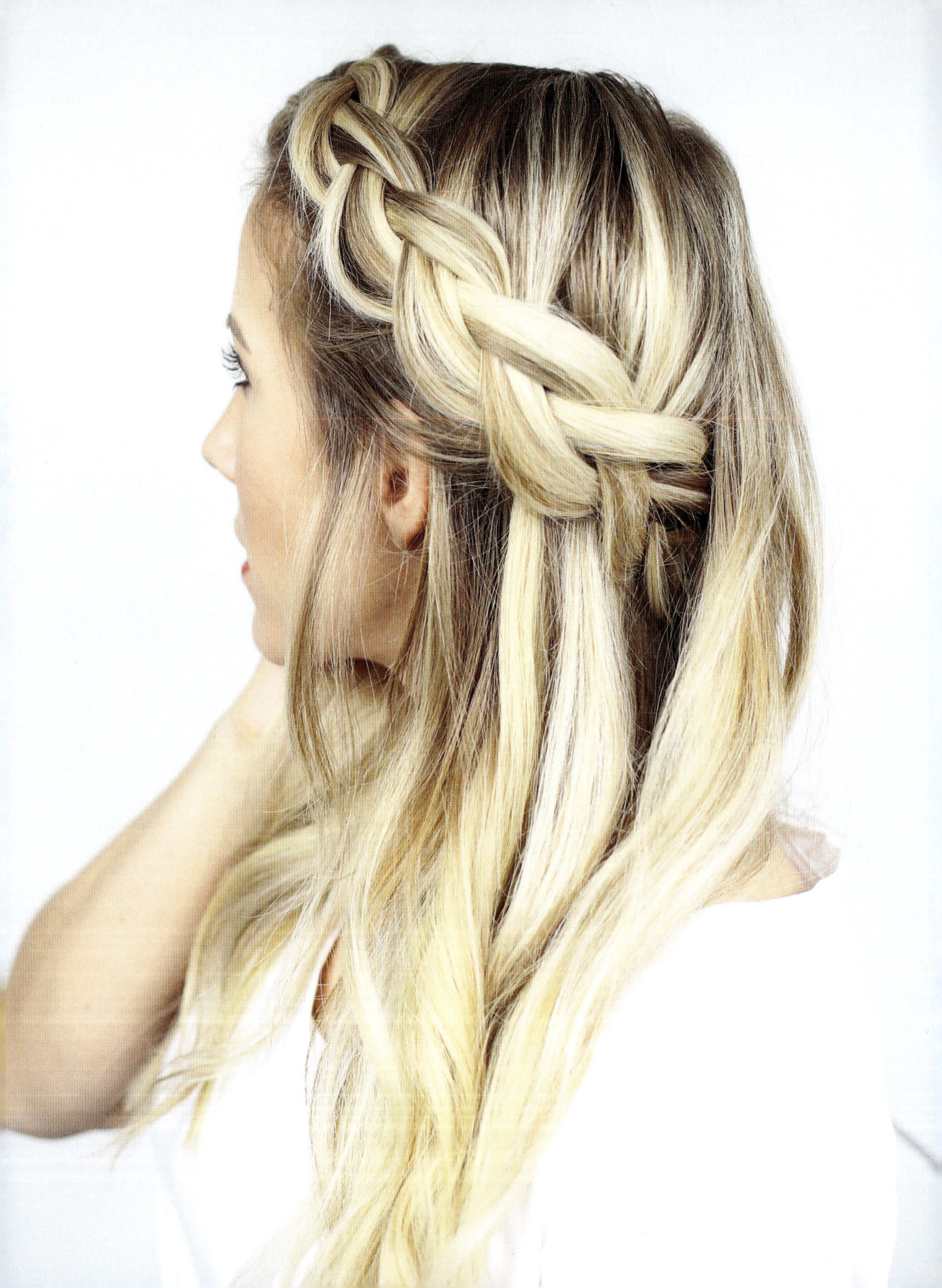

LOCKERER FLÄMISCHER ZOPF

Eigentlich ist dies eine Grundtechnik, aber der Zopf sieht toll aus und passt zu jeder Gelegenheit, ob zum Einkaufen oder Ausgehen. Außerdem ist er schnell gemacht und lässt sich gut abwandeln.

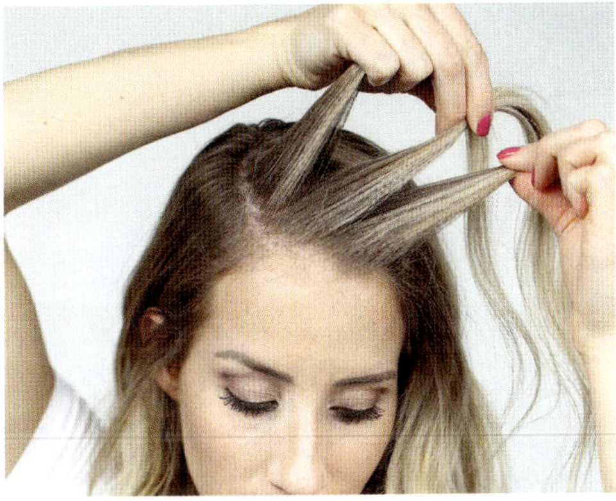

1. Einen Seitenscheitel ziehen. Über der Stirn eine kleine Partie aufnehmen und in drei Strähnen teilen.

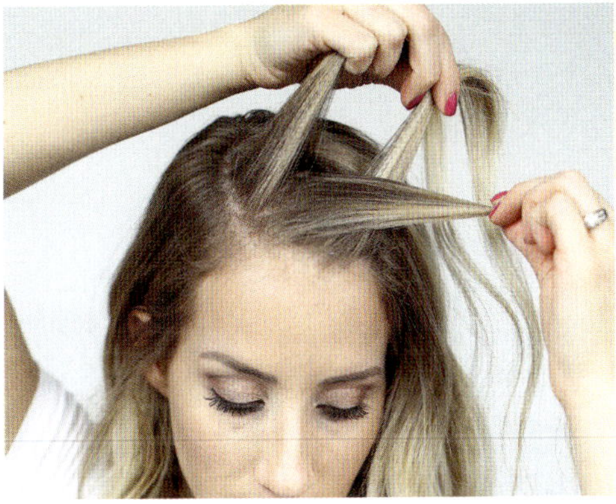

2. Die vordere Strähne unter die mittlere flechten.

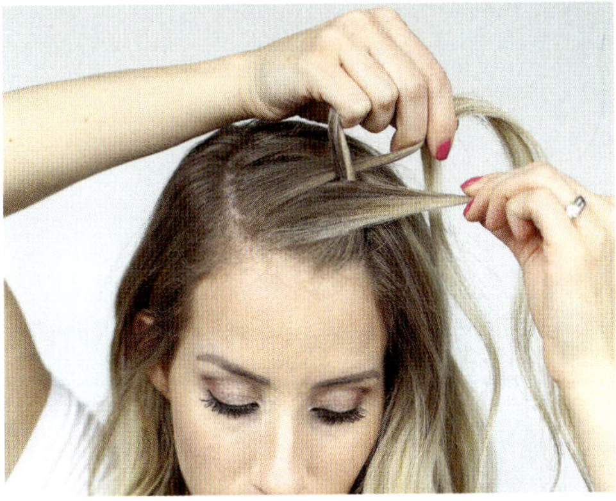

3. Die hintere Strähne unter die mittlere flechten.

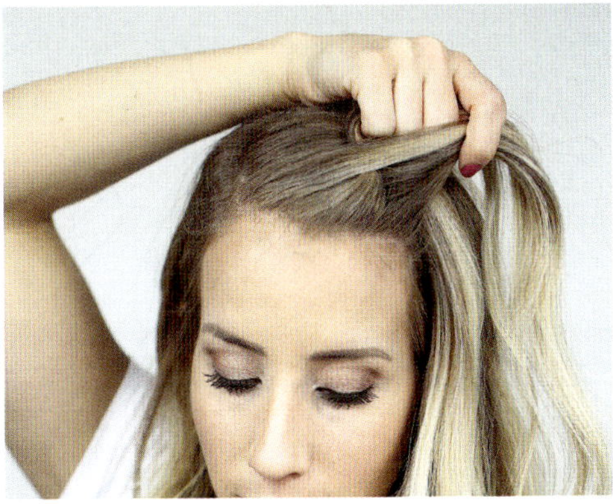

4. Von vorn eine neue Haarsträhne hinzunehmen.

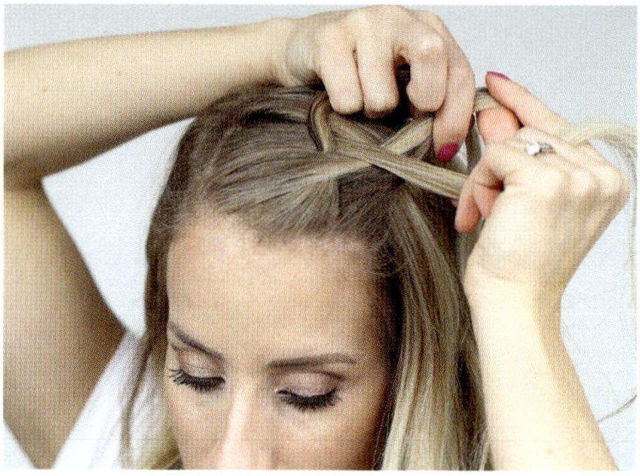

5. Die neue Haarsträhne unter die mittlere legen.

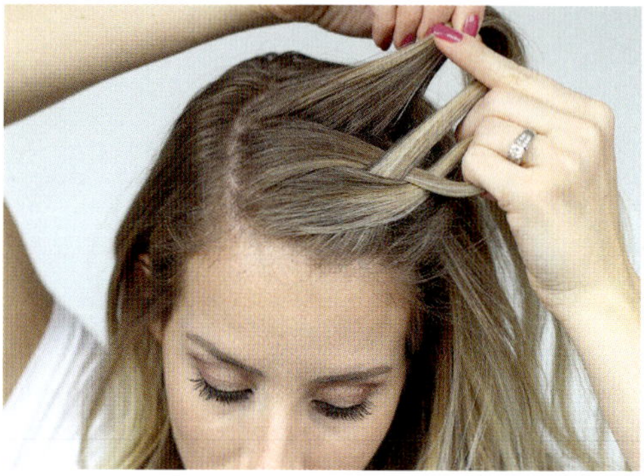

6. Von hinten eine neue Strähne nehmen und unter die mittlere legen.

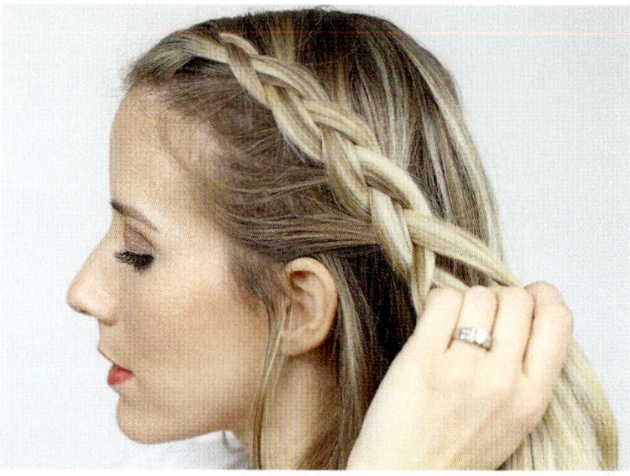

7. Den flämischen Zopf bis zum Ohr fortsetzen.

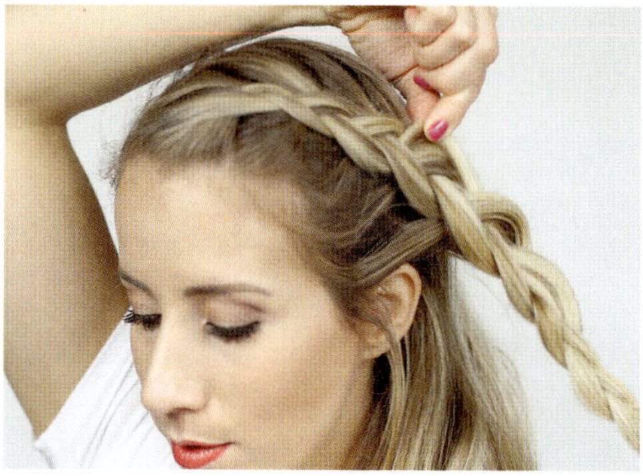

8. Dann bis zu den Haarspitzen normal weiterflechten. Den Zopf behutsam aufzupfen, damit er mehr Volumen erhält.

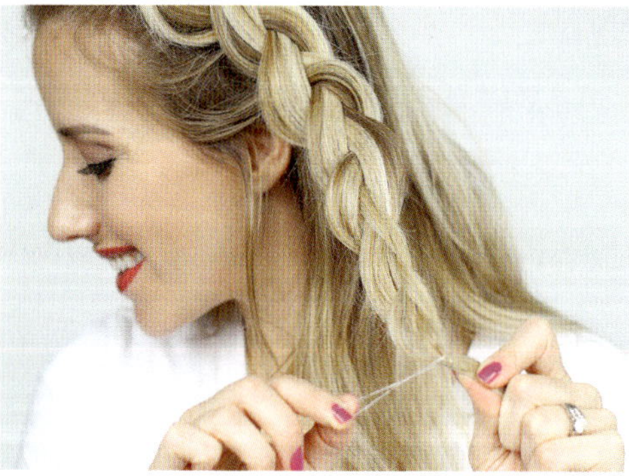

9. Mit einem transparenten Haargummi zusammenbinden.

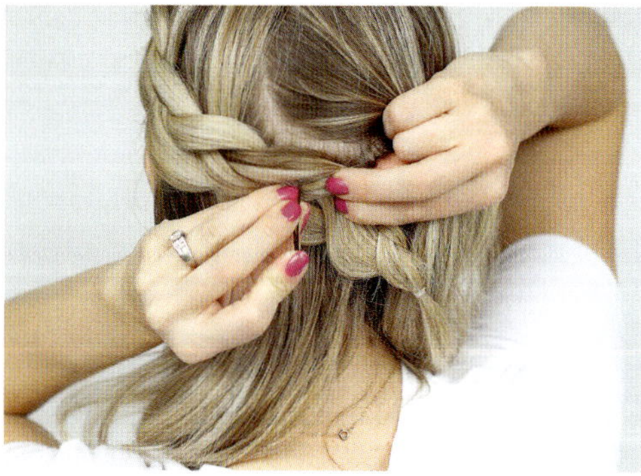

10. Den Zopf im Nacken mit Haarklemmen feststecken. Die Haare der anderen Seite locker hängen lassen. Sie verdecken die Klemmen.

PFERDESCHWANZ MIT FLÄMISCHEM ZOPF

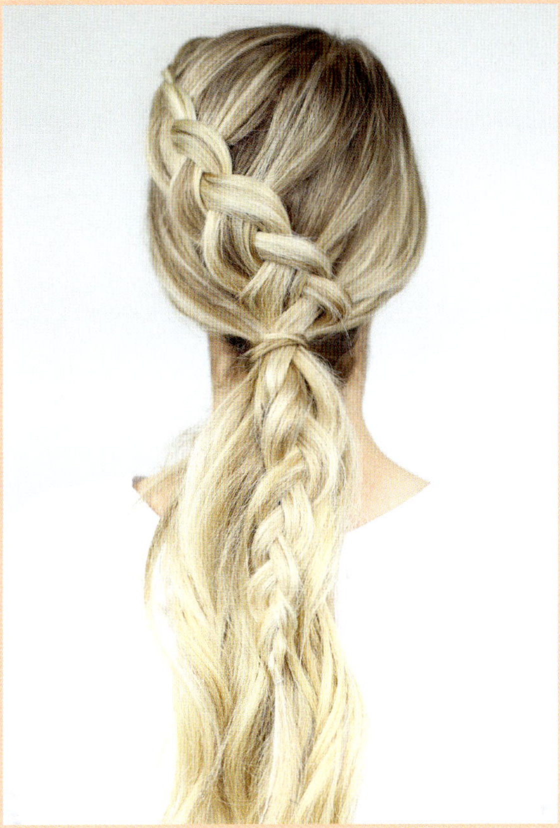

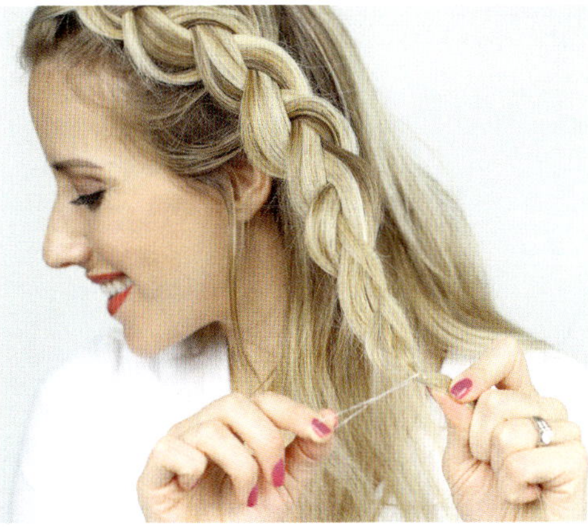

1. Mit dem lockeren flämischen Zopf (Seite 77) beginnen (Schritte 1–9).

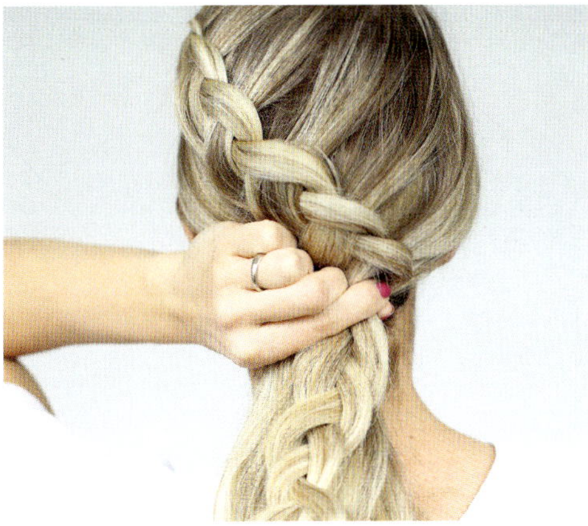

2. Alle Haare und den Zopf zusammenfassen.

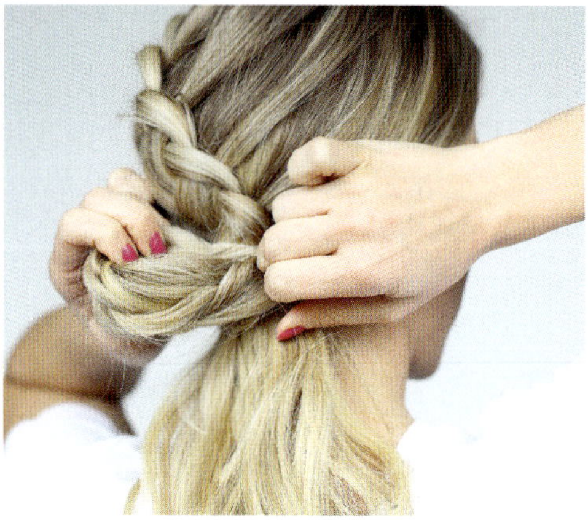

3. Zu einem Pferdeschwanz zusammenbinden.

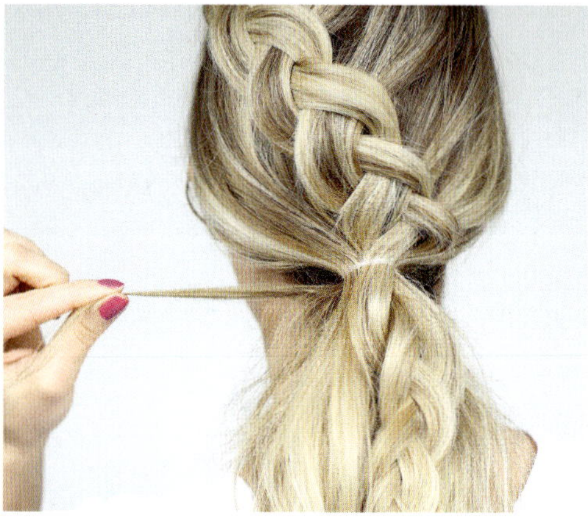

4. Eine dünne Strähne von unten abteilen und um das Gummi wickeln. Ihr Ende unter das Gummi schieben oder mit einer Klammer feststecken.

HALF-UP, GESCHLUNGEN

Diese Frisur können Sie so tragen, wie sie hier gezeigt wird. Denkbar ist auch, die Haare auf ganzer Länge zu schlingen oder einen Knoten zu binden. Alles ist erlaubt – gern auch unkonventionelle Ideen.

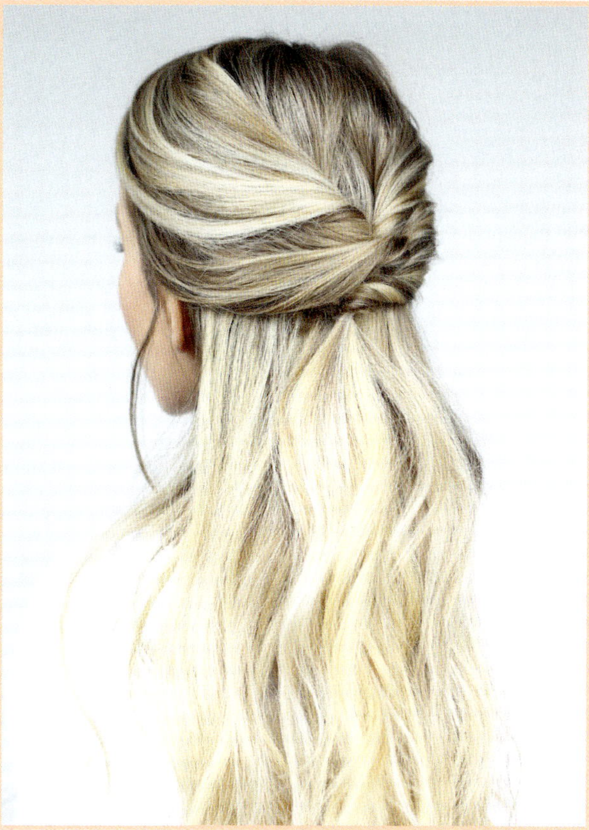

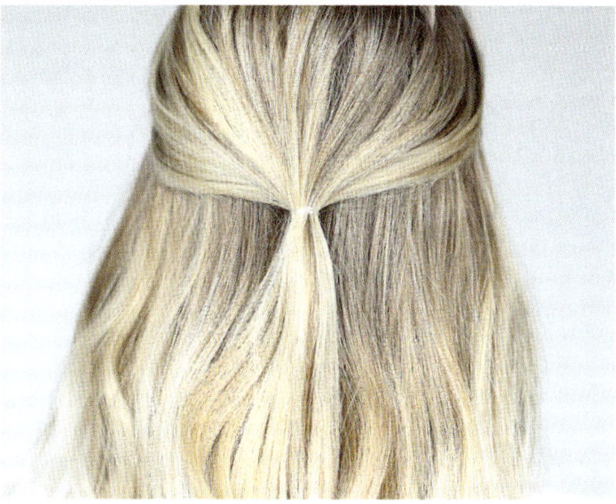

1. Die Schläfenpartien am Hinterkopf mit einem transparenten Gummi zu einem dünnen Pferdeschwanz binden.

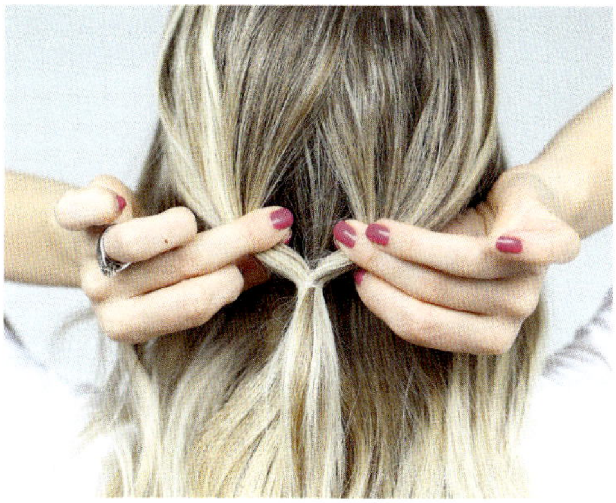

2. Die Haare direkt über dem Gummi spreizen, sodass ein Loch entsteht.

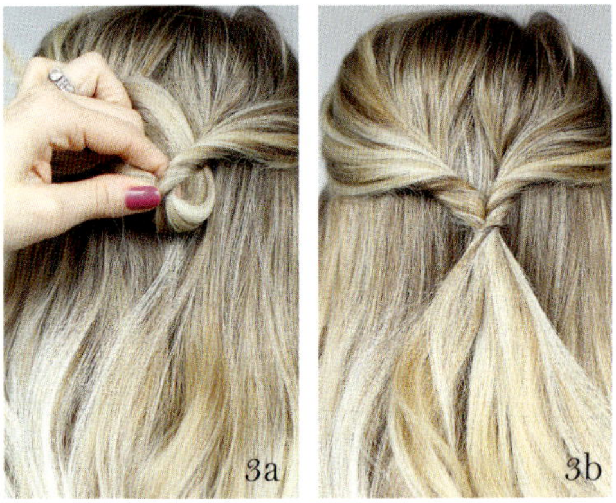

3. Den Pferdeschwanz von unten nach oben durch die Öffnung ziehen.

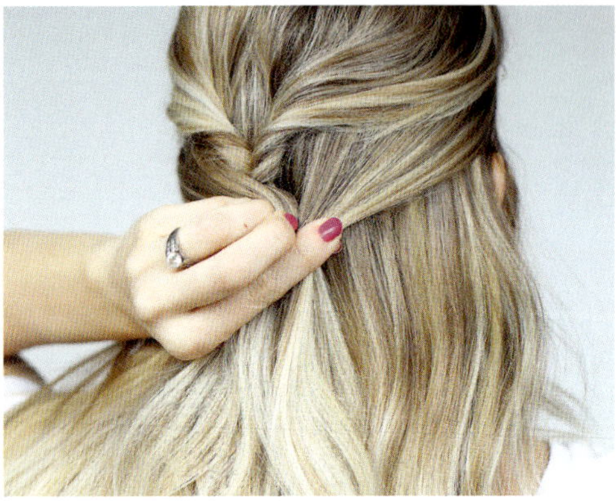

4. Von jeder Seite eine neue Strähne hinzunehmen. Ein Stück neben der Schlingung zusammenhalten.

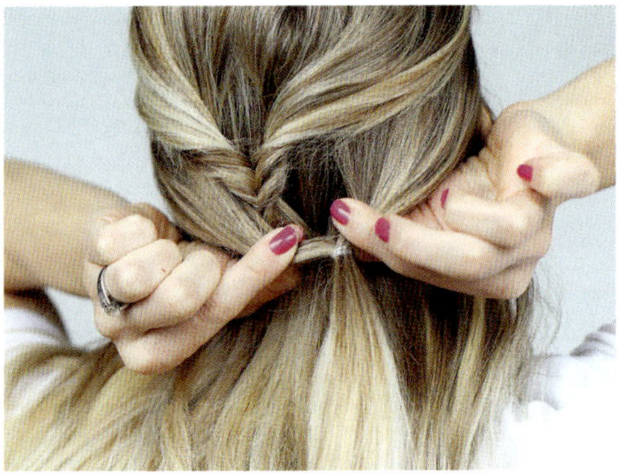

5. Mit einem transparenten Haargummi zusammenbinden und wieder direkt darüber spreizen.

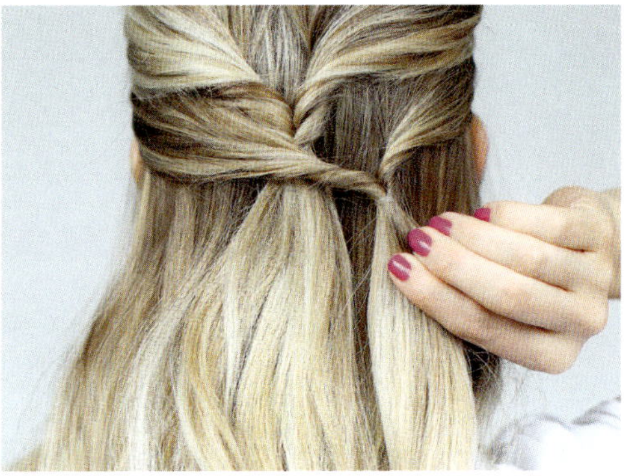

6. Den Pferdeschwanz von unten nach oben durch die Öffnung ziehen. Diese Schlingung sitzt etwas seitlich.

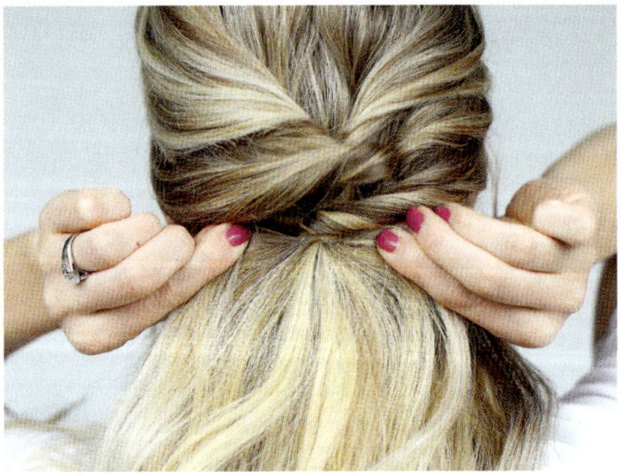

7. Wiederholen, diesmal sitzt die Schlingung auf der anderen Seite.

DREI KNOTEN

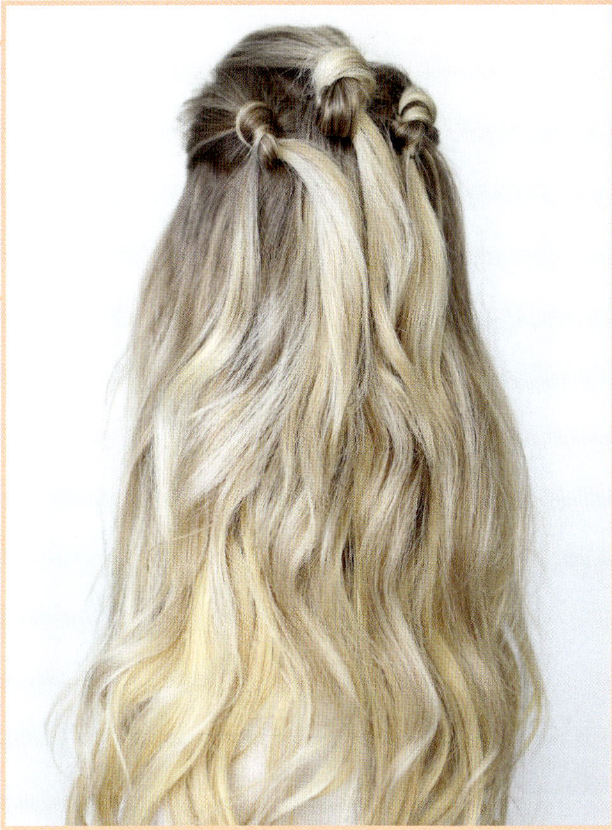

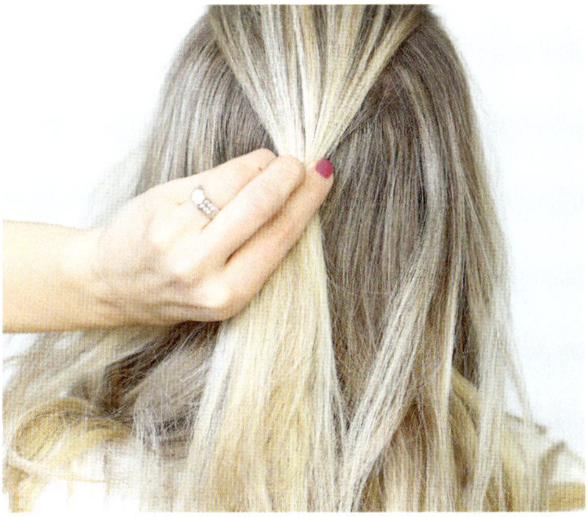

1. Über der Stirn eine Partie abteilen und zum Hinterkopf legen.

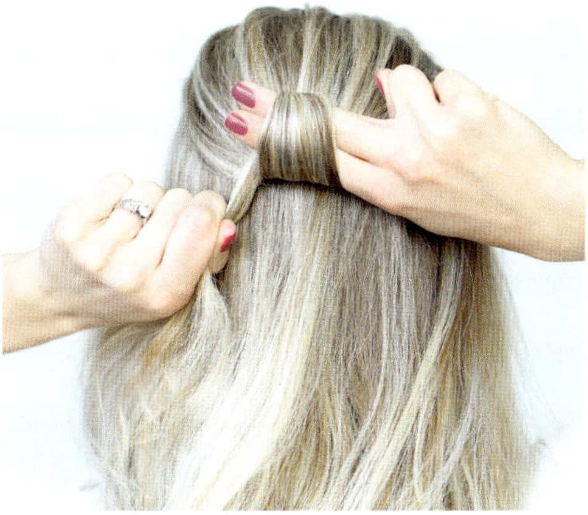

2. Zwei Finger auf die Strähne setzen, die Haare um die Finger wickeln.

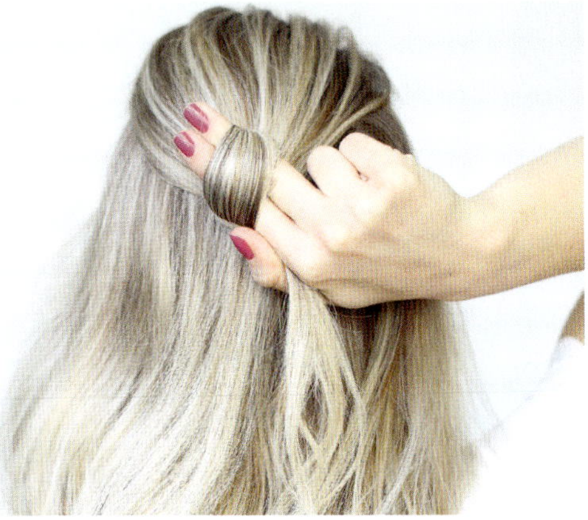

3. Das Ende mit dem Daumen festhalten.

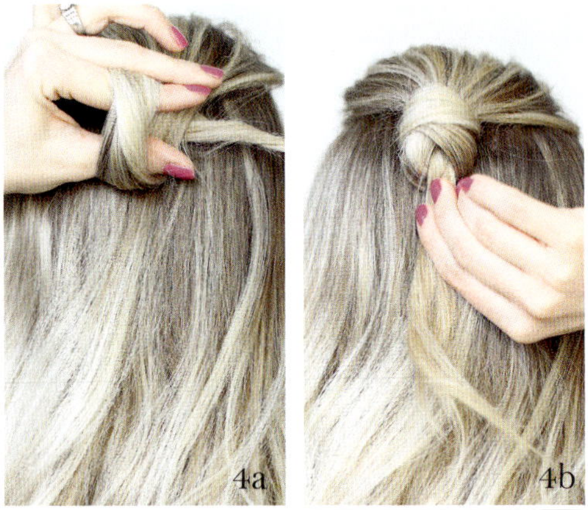

4. Mit der anderen Hand durch die Schlinge greifen und das Ende durchziehen. Das ist der erste Knoten.

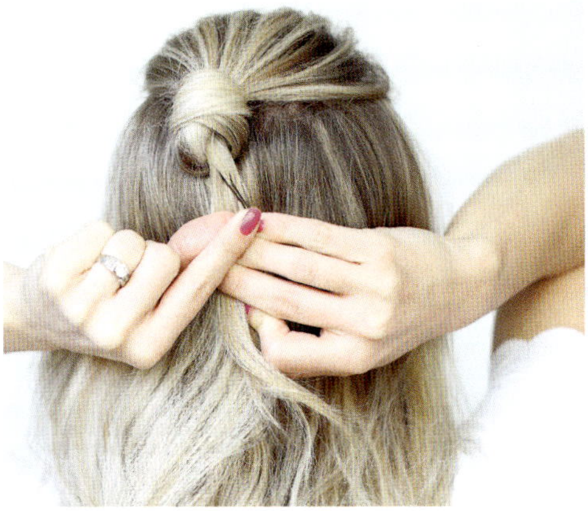

5. Den Knoten mit einer Klemme feststecken. Diese wird unter dem hängenden Ende versteckt.

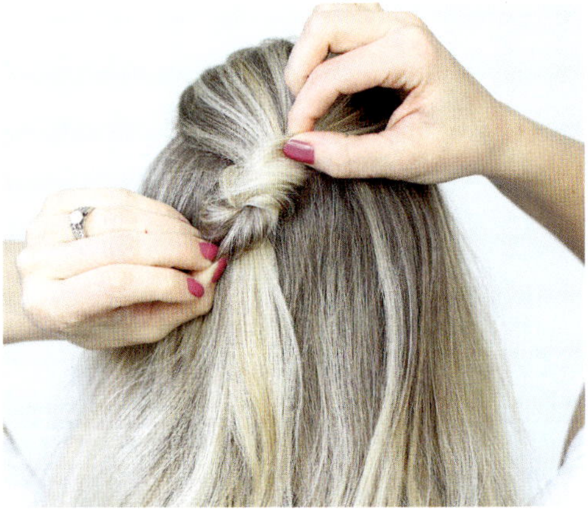

6. Den Knoten etwas fülliger aufzupfen.

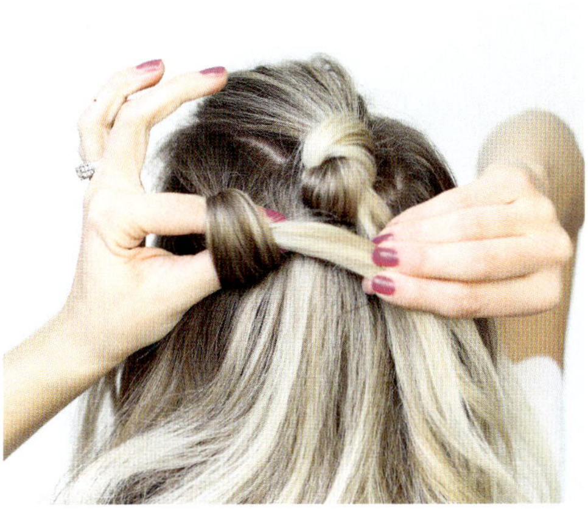

7. Links auf Schläfenhöhe eine Strähne abteilen. Schritte 1–6 am linken Oberkopf wiederholen.

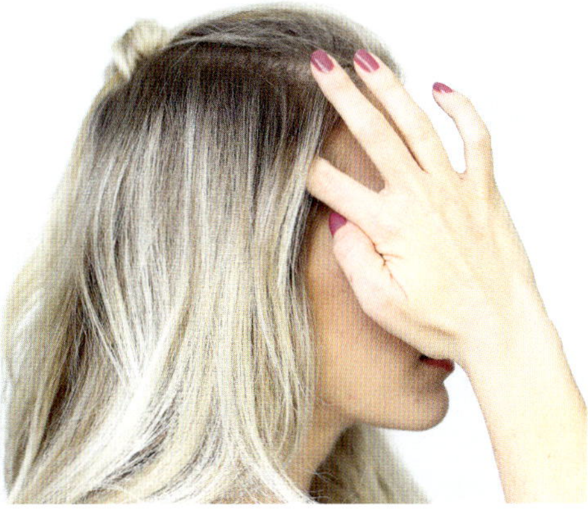

8. An der rechten Seite auf Schläfenhöhe eine Strähne abteilen.

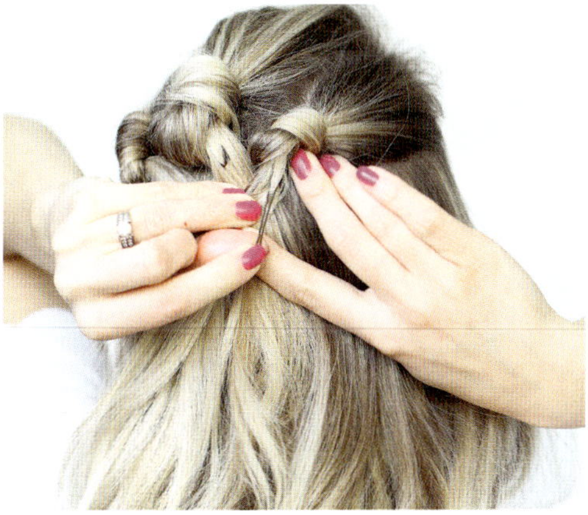

9. Für den dritten Knoten nochmals Schritte 1–6 wiederholen.

HALF-UP MIT KORDELN

Das ist eine einfache und elegante Variante für Ihren Half-up-Style.

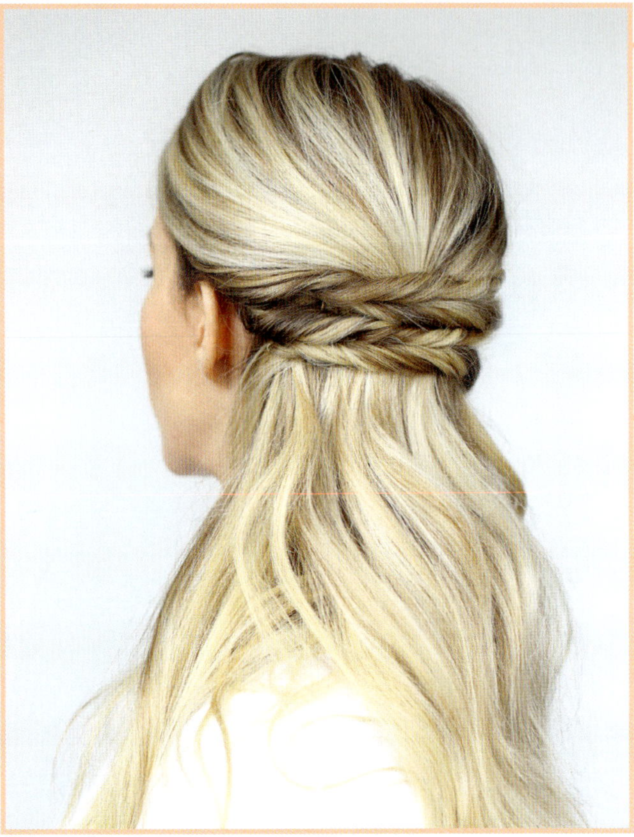

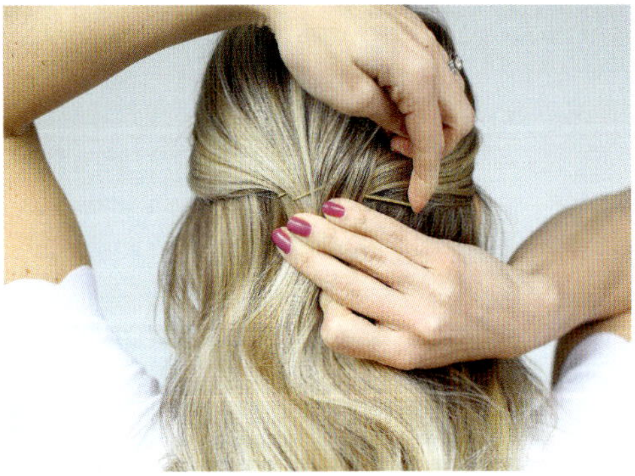

1. Die vorderen Haare am Oberkopf mit zwei gekreuzten Klemmen fixieren.

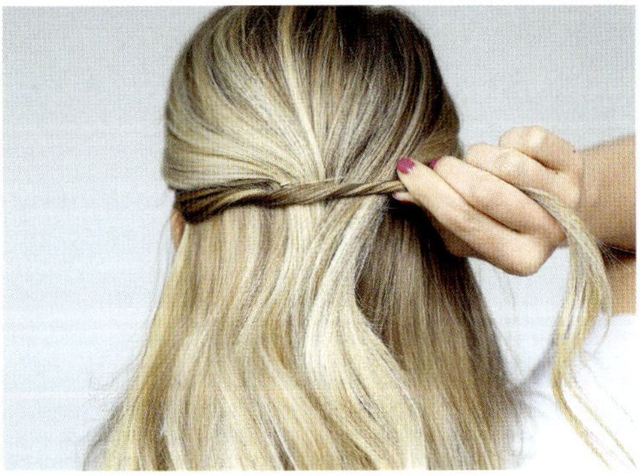

2. Eine kleine Strähne von vorn nehmen, in sich drehen und über die Klemmen legen.

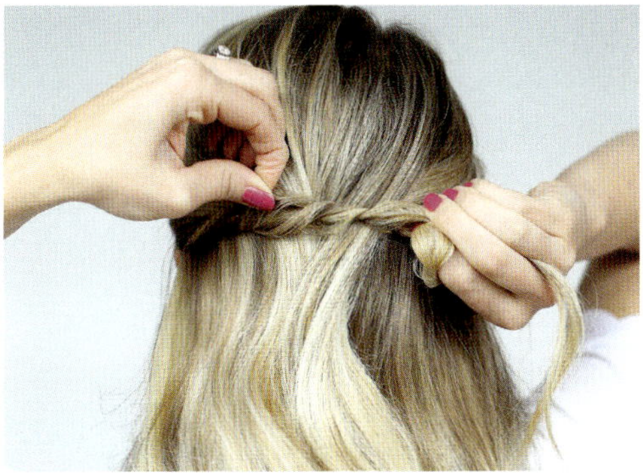

3. Die Kordel mit einer Hand festhalten und mit der anderen etwas fülliger aufzupfen.

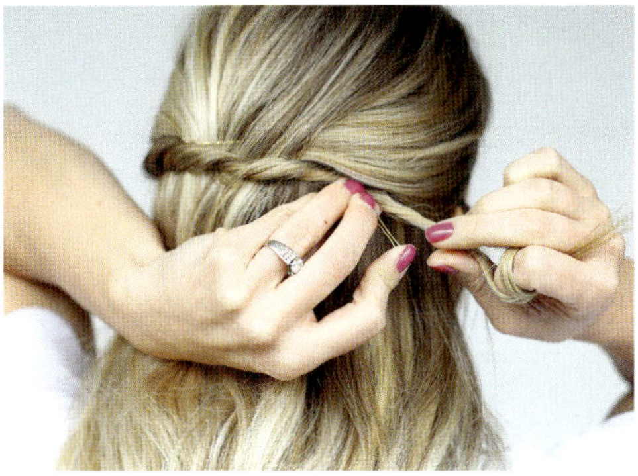

4. Mit einer Haarklemme feststecken.

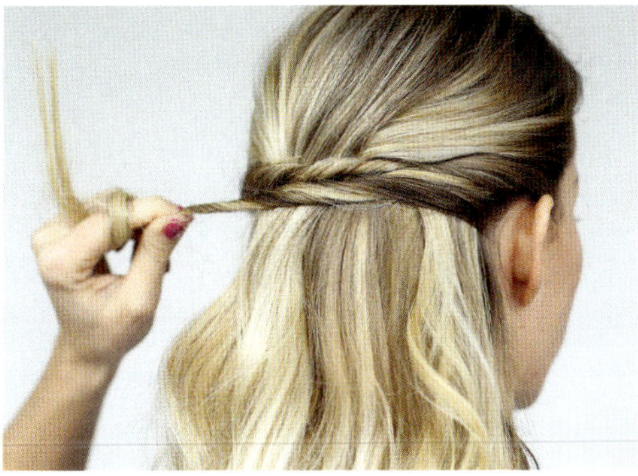

5. Auf der anderen Seite eine kleine Strähne aufnehmen, zu einer Kordel drehen und unter der ersten nach hinten führen. Wieder festhalten und etwas aufzupfen.

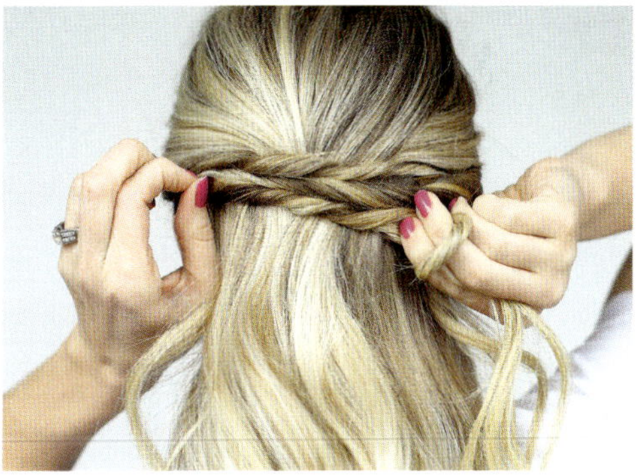

6. Mit einer Haarklemme feststecken. Mehrmals wiederholen, etwa bis auf Höhe der Ohrläppchen.

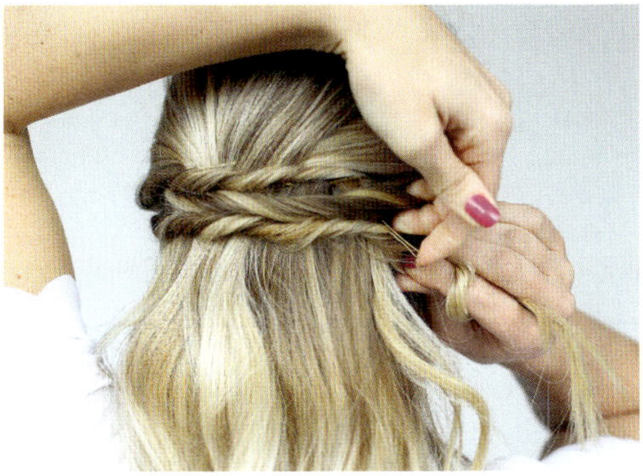

7. Auch die letzte Haarkordel mit einer Haarklemme feststecken.

PFERDESCHWANZ MIT KORDELN

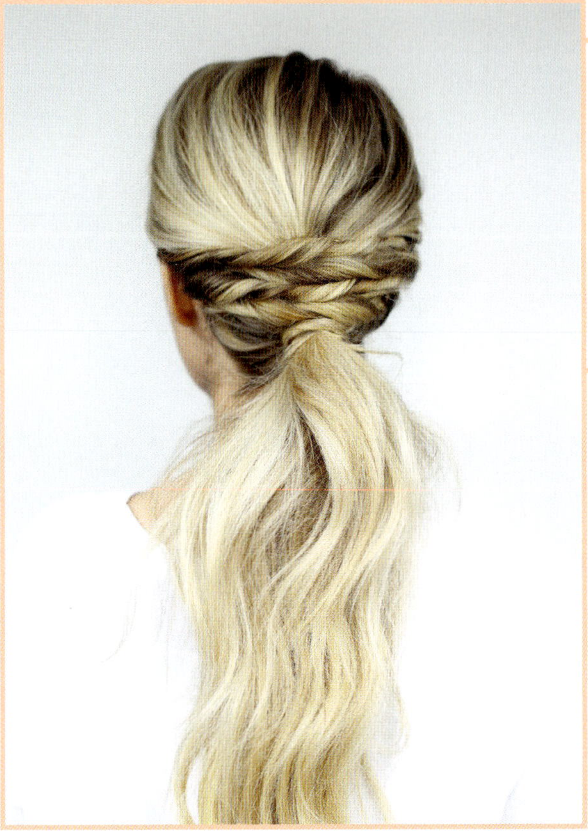

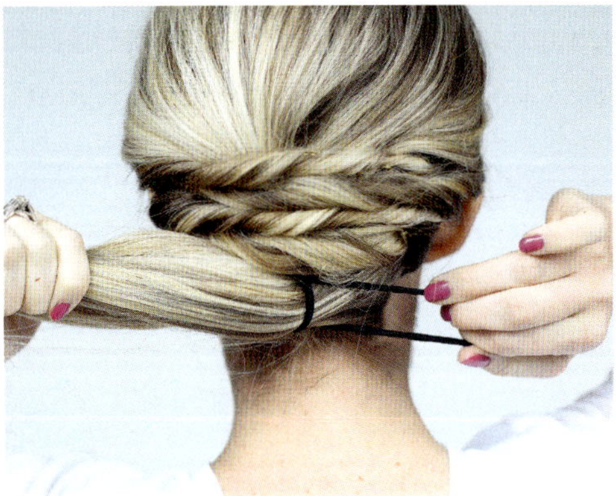

1. Mit einem Half-up mit Kordeln (Seite 86) beginnen. Die restlichen Haare zu einem Pferdeschwanz zusammenfassen.

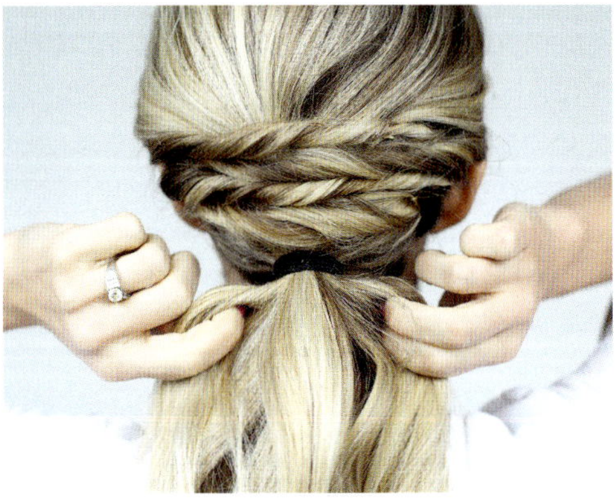

2. Den Pferdeschwanz auseinanderziehen, damit die seitlichen Haare straff und glatt liegen.

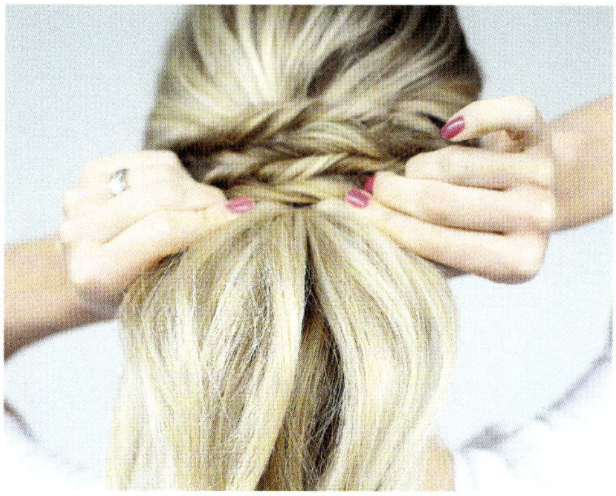

3. Den Pferdeschwanz so straffen, dass das Gummi im Nacken unter allen Kordeln sitzt.

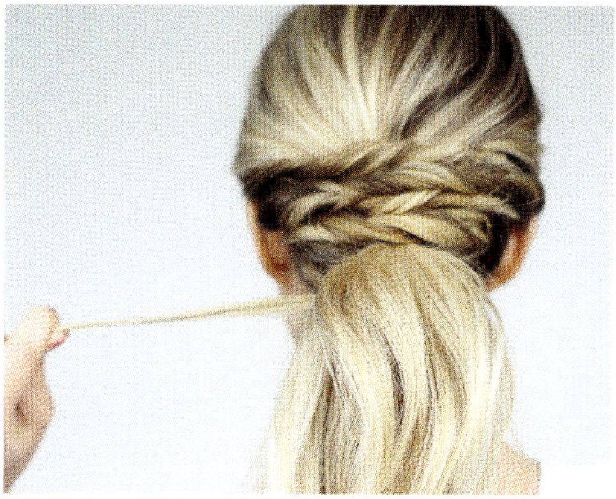

4. Eine kleine Strähne von unten abteilen und um das Gummi wickeln.

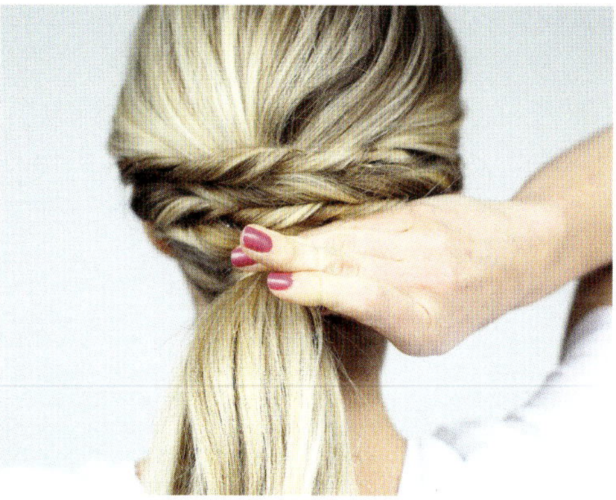

5. Die Spitzen unter das Haargummi schieben oder mit einer Haarklemme befestigen. Sie können auch ein transparentes Haargummi verwenden (meine Lieblingslösung).

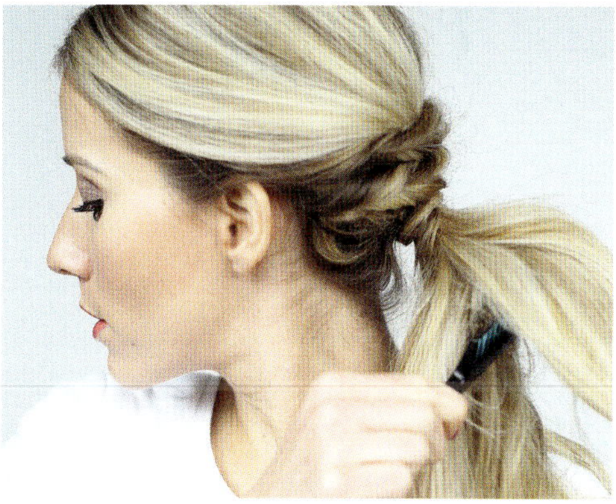

6. Den Pferdeschwanz leicht toupieren, damit er mehr Volumen bekommt.

Tipp:

Trockenshampoo oder Haarspray auf den Pferdeschwanz geben, damit das Volumen hält.

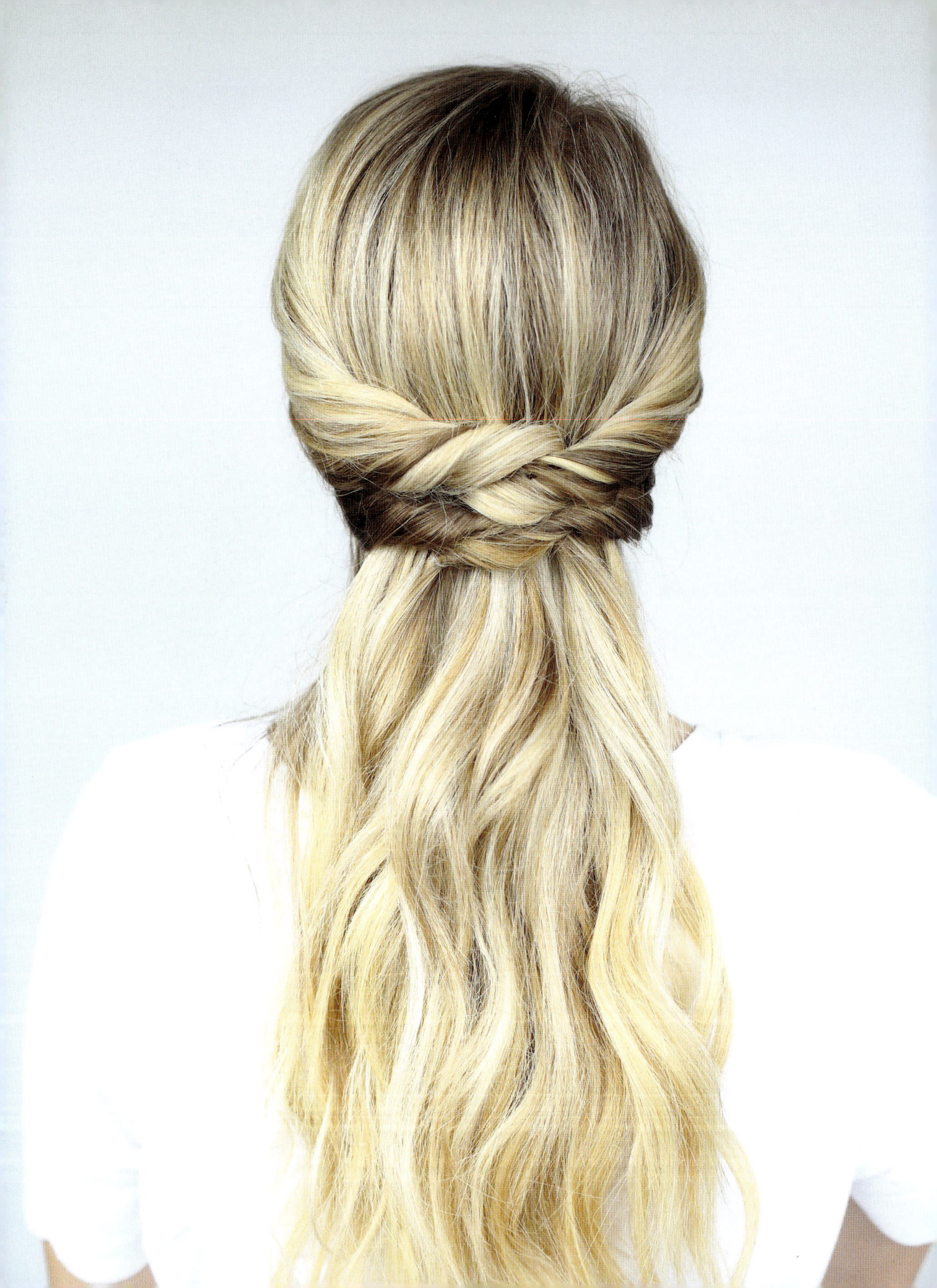

HALF-UP, WEICH GEDREHT

Frisuren dieses Typs habe ich schon mit Haarklemmen gesehen, aber sie halten nicht sonderlich gut. Ganz anders ist es, wenn man sie stattdessen mit transparenten Haargummis fixiert.

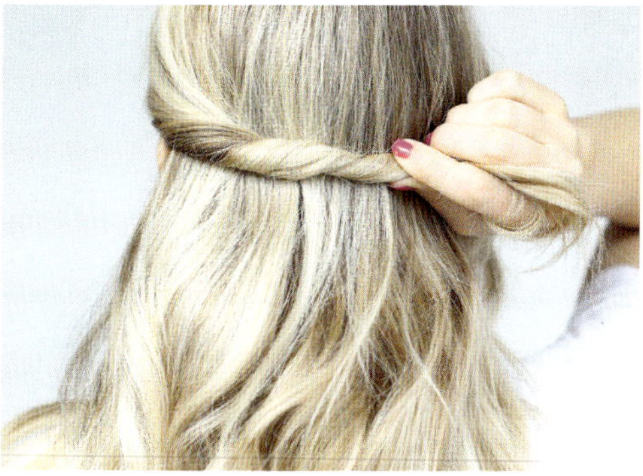

1. Links vom Gesicht eine schmale Strähne erfassen, in sich drehen und zum Hinterkopf legen.

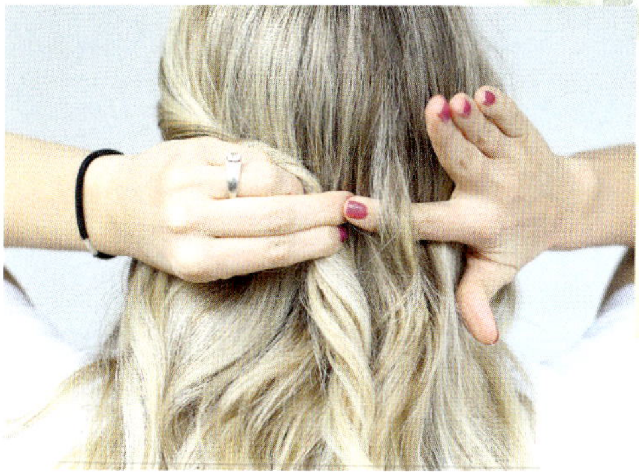

2. Mit der anderen Hand am Hinterkopf eine sehr dünne Strähne abteilen.

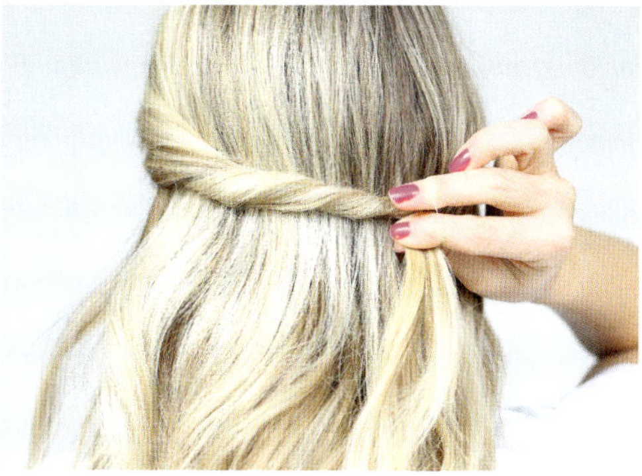

3. Beide Strähnen mit einem transparenten Haargummi zusammenhalten.

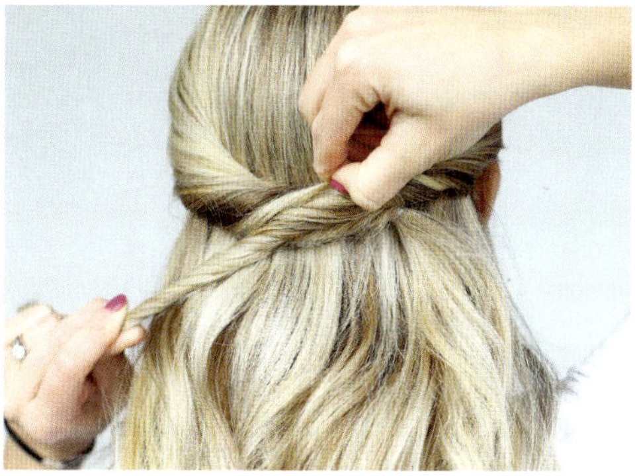

4. Rechts vom Gesicht eine Strähne abteilen und zum Hinterkopf führen. Dabei in sich drehen, aber nicht zu fest, damit die Frisur lässig aussieht.

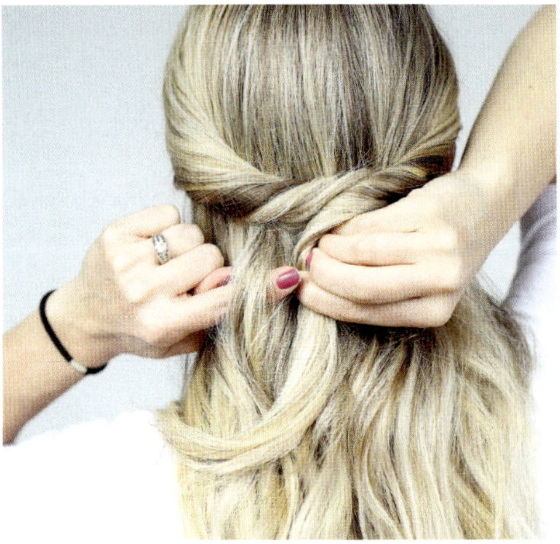

5. Mit der anderen Hand direkt unter den beiden ersten Strähnen eine dünne Strähne abteilen und mit der neuen von vorn kommenden mit einem transparenten Haargummi zusammenbinden.

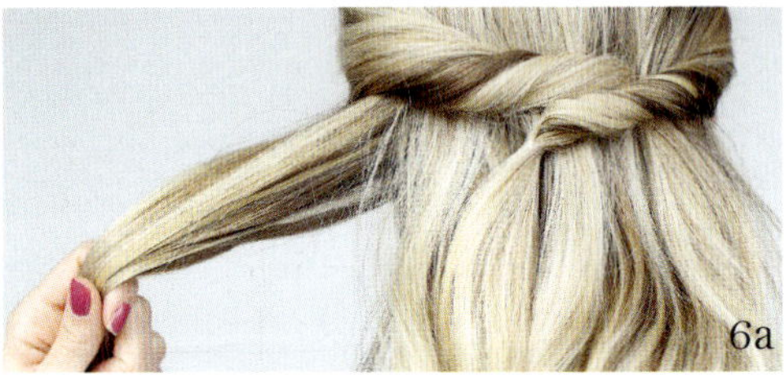

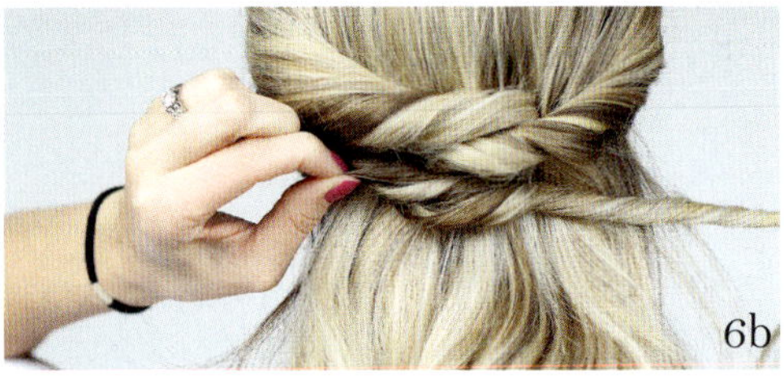

6. Nun wieder eine Strähne von links vorn holen und direkt unter den vorherigen am Hinterkopf mit einer dünnen Strähne zusammenbinden.

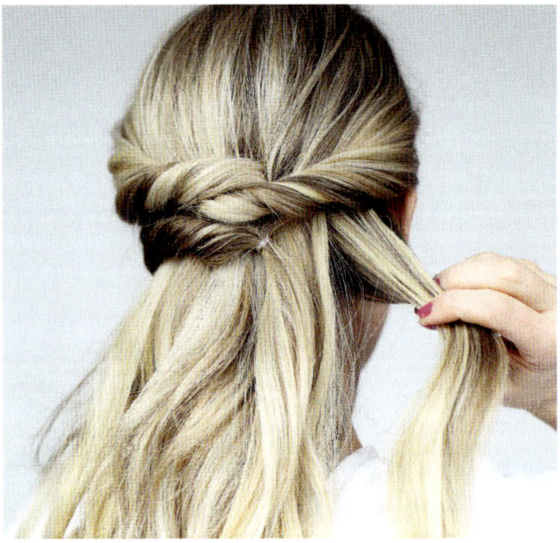

7. Nochmals mit einer Strähne von rechts vorn wiederholen, sodass von jeder Seite zwei gedrehte Strähnen zum Hinterkopf verlaufen.

PFERDESCHWANZ MIT WEICHEN KORDELN

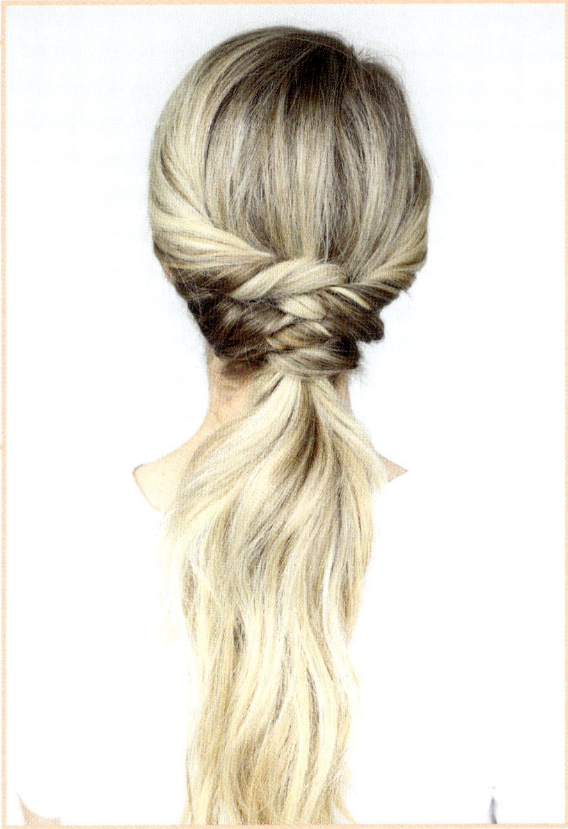

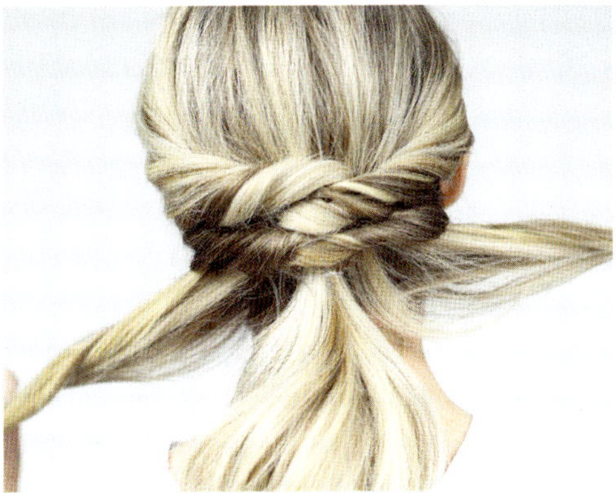

1. Mit einem weich gedrehten Half-up beginnen (Seite 91) und die restlichen Haare in drei Strähnen teilen.

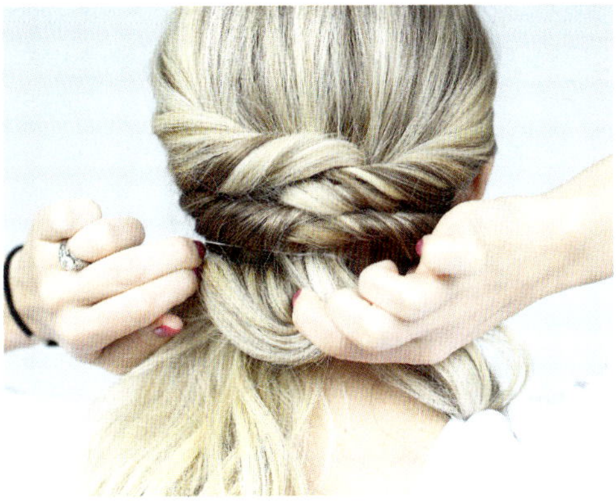

2. Die mittlere Strähne mit einem transparenten Haargummi zum Pferdeschwanz zusammenbinden.

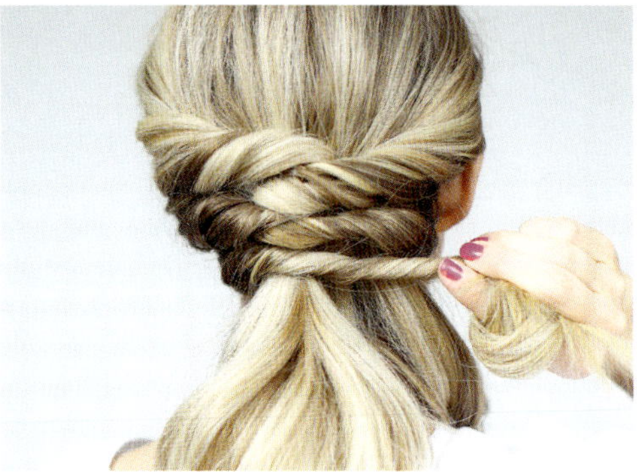

3. Eine der anderen Strähnen drehen, um den Pferdeschwanz legen und mit einer Hand festhalten.

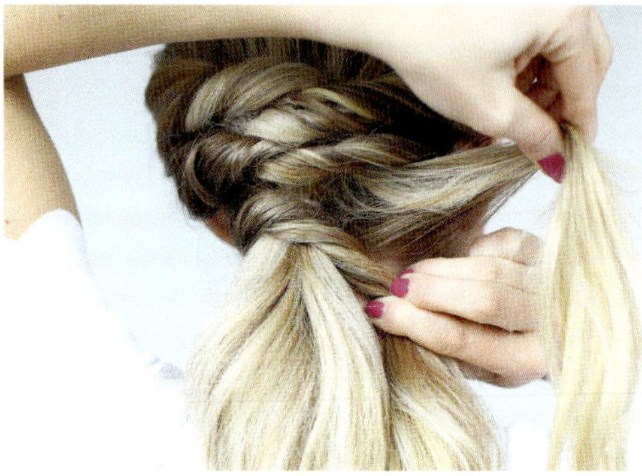

4. Mit der freien Hand die andere Strähne erfassen.

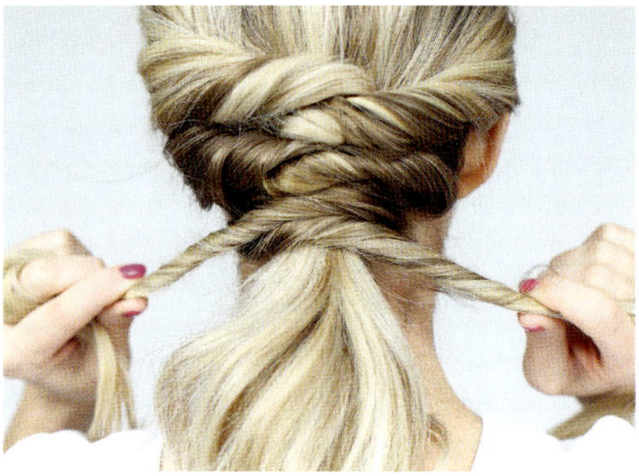

5. Ebenfalls drehen und in entgegengesetzter Richtung um den Pferdeschwanz legen.

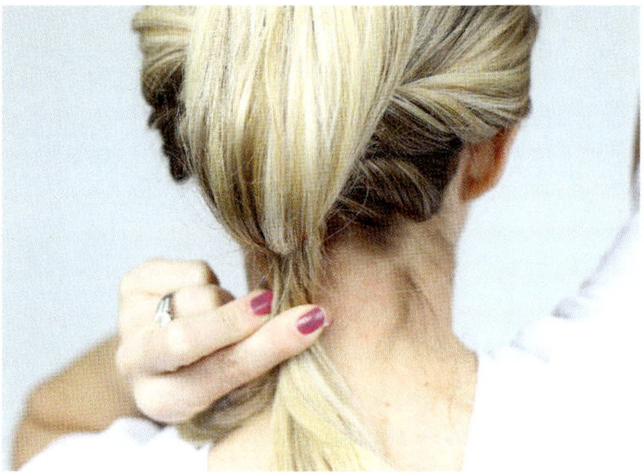

6. Die beiden gekreuzten, gedrehten Strähnen unter den Pferdeschwanz legen und mit Daumen und Zeigefinger festhalten.

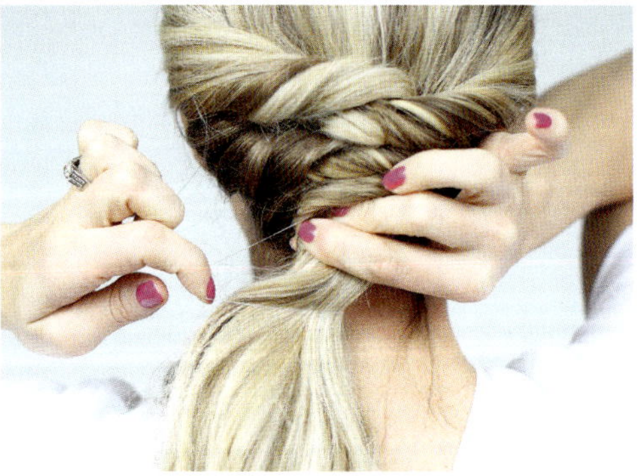

7. Ein transparentes Haargummi um Pferdeschwanz und gedrehte Strähnen legen, um alles zusammenzuhalten.

KORDEL-
KRONE

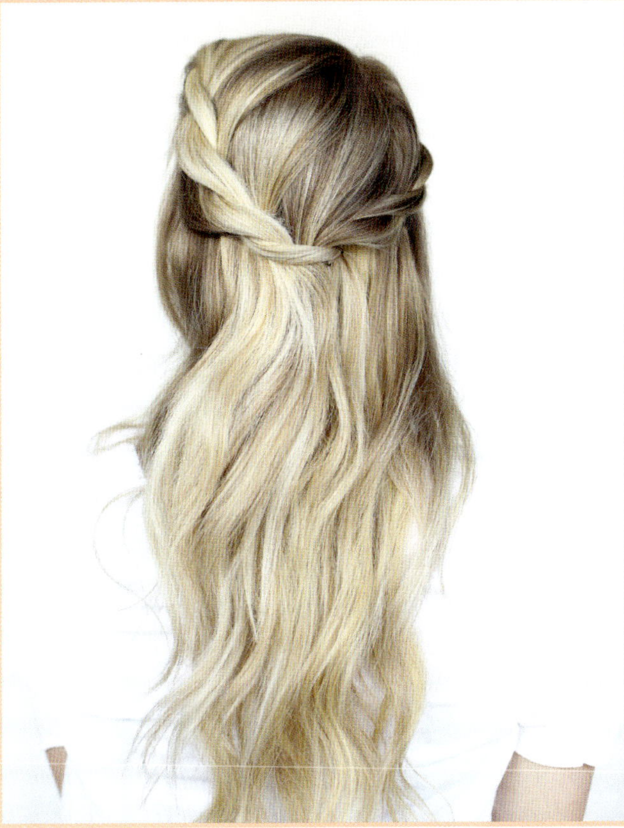

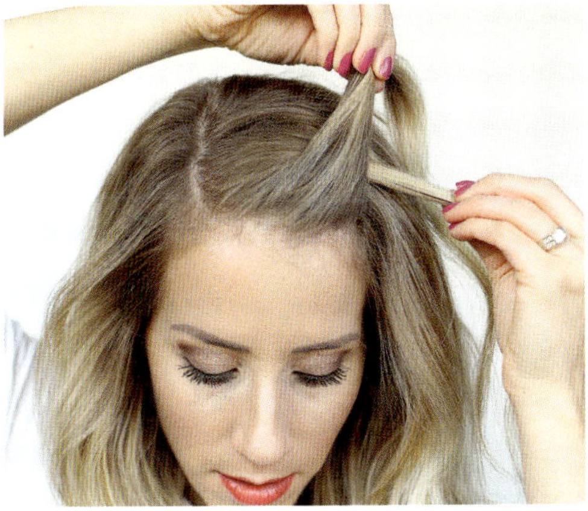

1. Auf der volleren Seite des Scheitels eine kleine Haarpartie anheben und in zwei Strähnen teilen. Die vordere Strähne über die hintere legen.

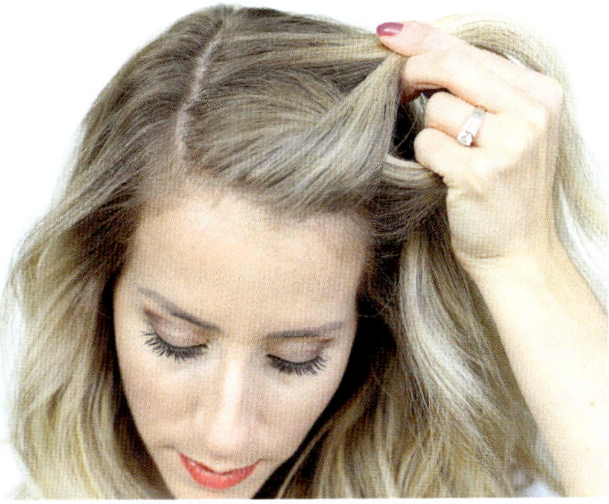

2. Zur nun hinteren Strähne weitere Haare hinzunehmen.

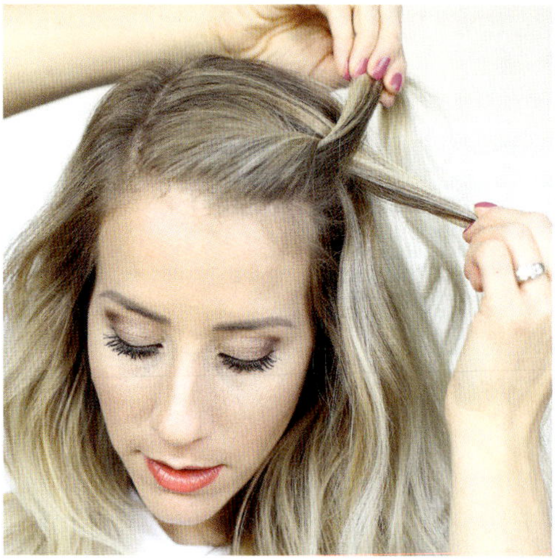

3. Auch zur vorderen Strähne Haare hinzunehmen. Dann die vordere über die hintere Strähne drehen.

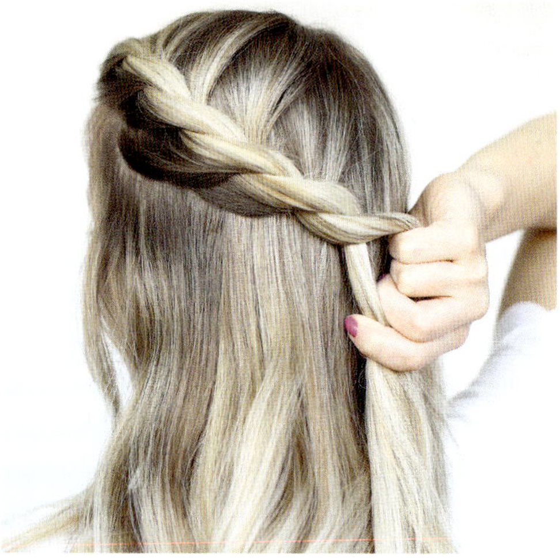

4. Fortlaufend wiederholen, bis der Hinterkopf erreicht ist.

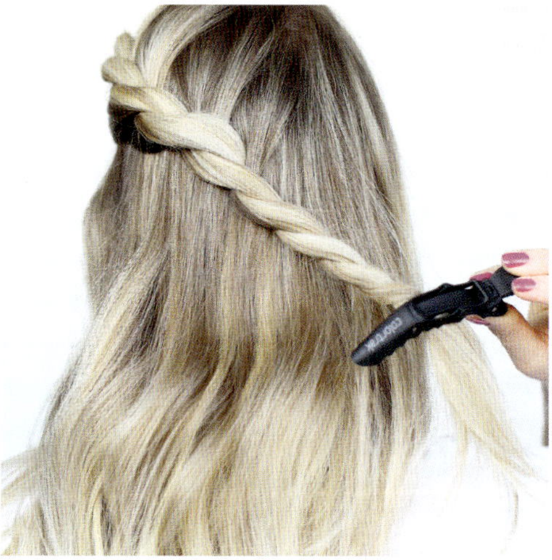

5. Die restlichen Haare zur Kordel drehen und mit einem Haargummi oder einem Clip fixieren.

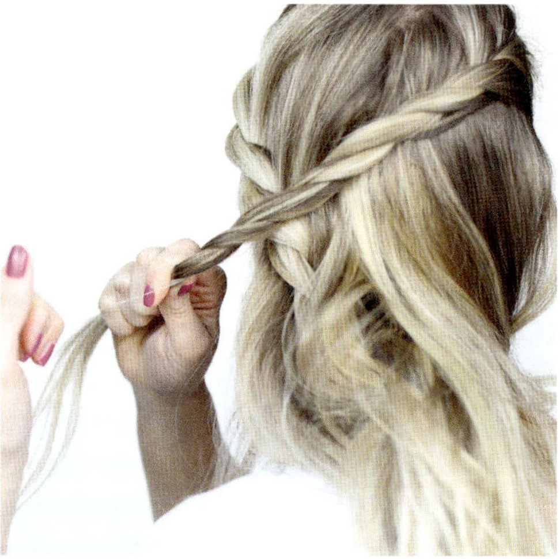

6. Schritte 1–5 auf der anderen Seite wiederholen.

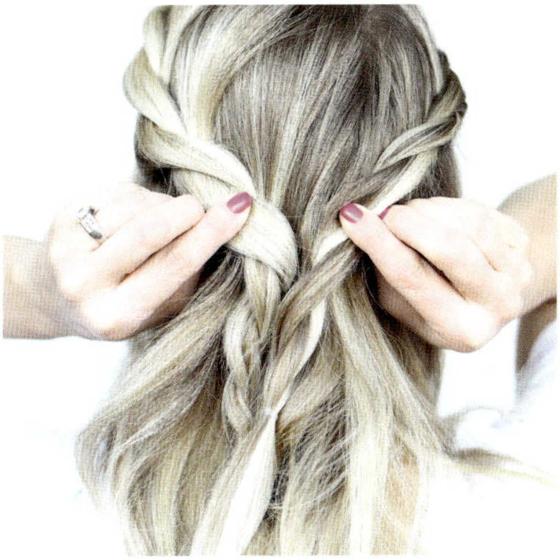

7. Die beiden Kordeln am Hinterkopf zusammenführen und eine Kordel über die andere legen.

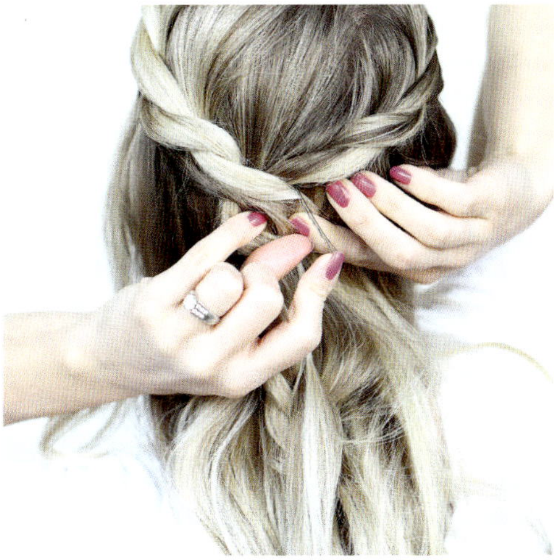

8. Die Kordeln mit einer Klemme feststecken. Dann die Gummis oder Clips von den Enden entfernen.

Tipp:

Beim Feststecken müssen nur die vorderen Haare einer dickeren Strähne fixiert werden. Sie halten die darunterliegenden Haare an ihrem Platz.

PFERDESCHWANZ MIT KORDELN

Dies ist wieder eine Frisur, die sich wunderbar abwandeln lässt. Sie könnten den Pferdeschwanz zu einem Ährenzopf flechten oder auch zu einem Knoten zusammenstecken.

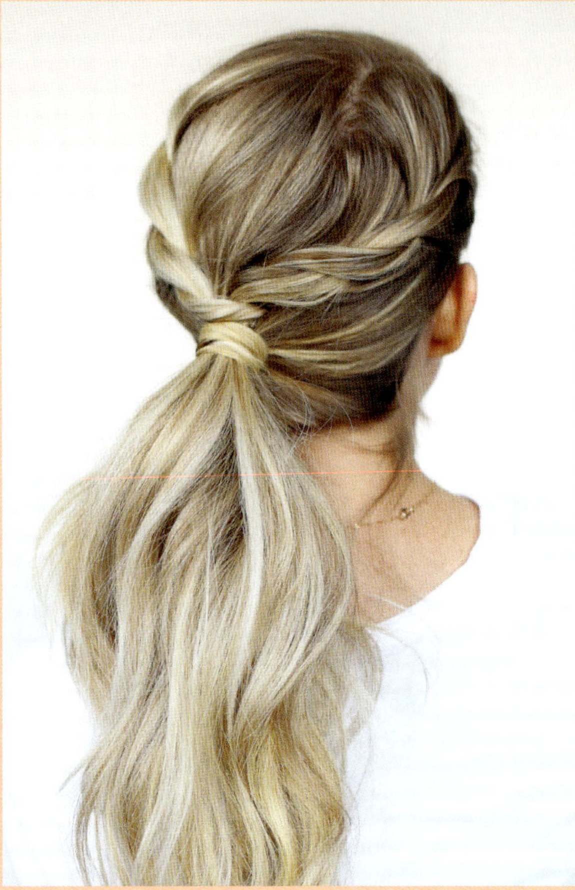

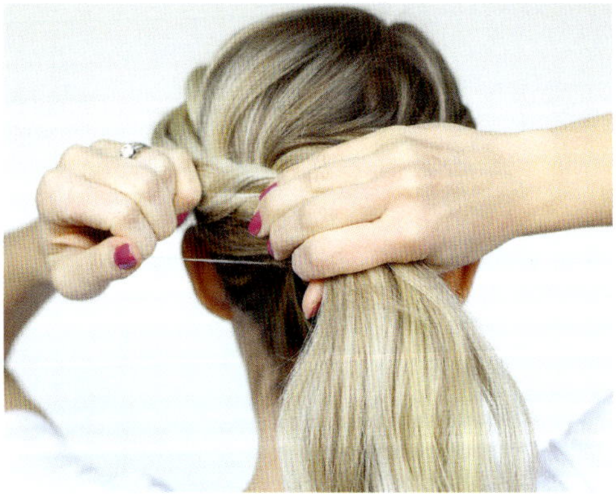

1. Mit der Kordelkrone (Seite 95) beginnen. Die restlichen Haare zu einem Pferdeschwanz binden.

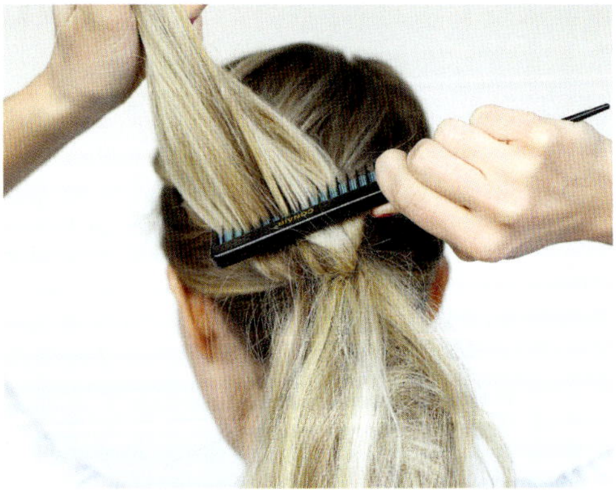

2. Den Pferdeschwanz mit einem Kamm toupieren.

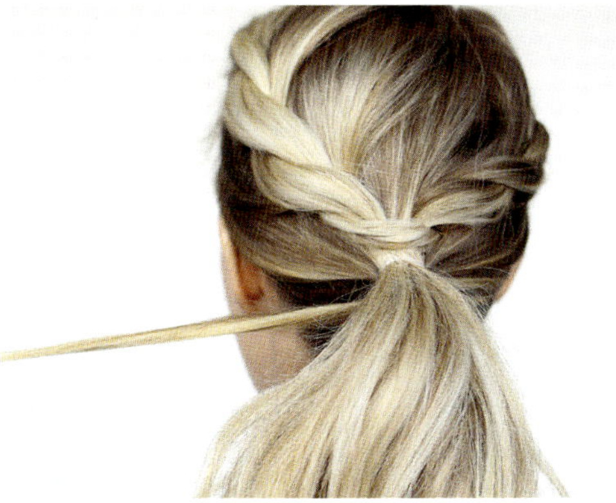

3. Eine dünne Strähne von seiner Unterseite abteilen.

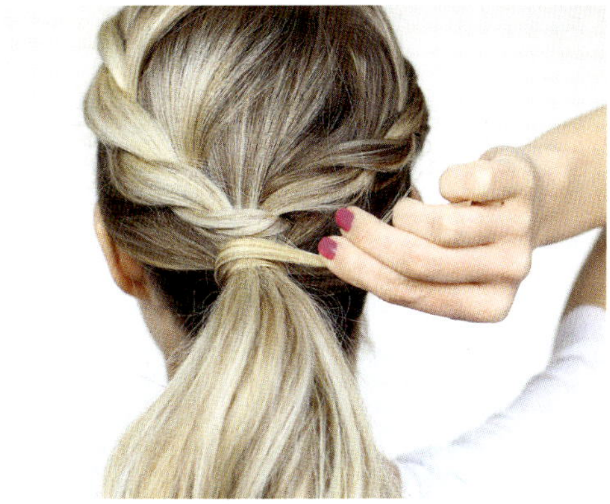

4. Um das Haargummi wickeln.

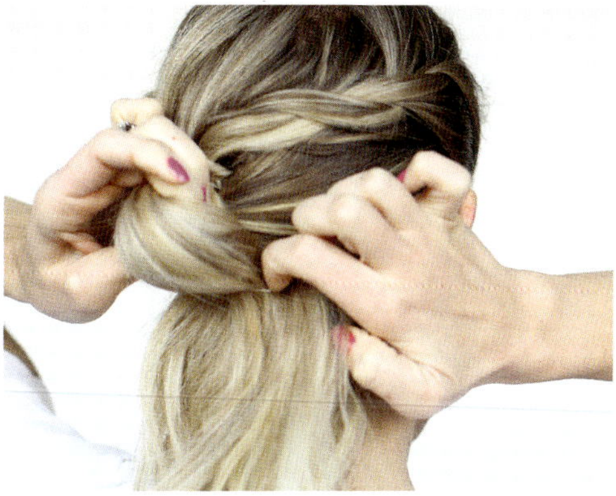

5. Die Strähne mit einem transparenten Haargummi fixieren.

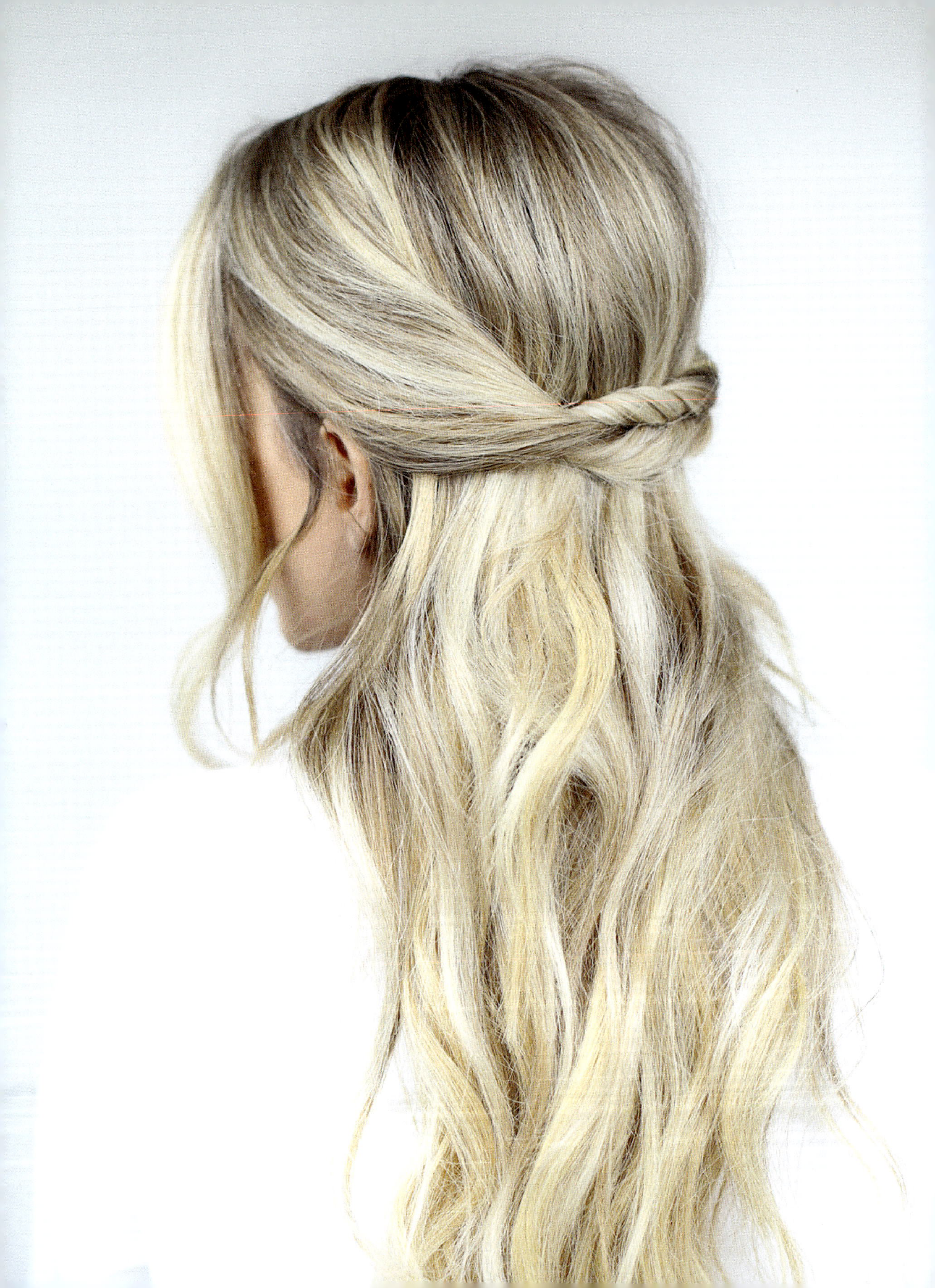

VERDREHT

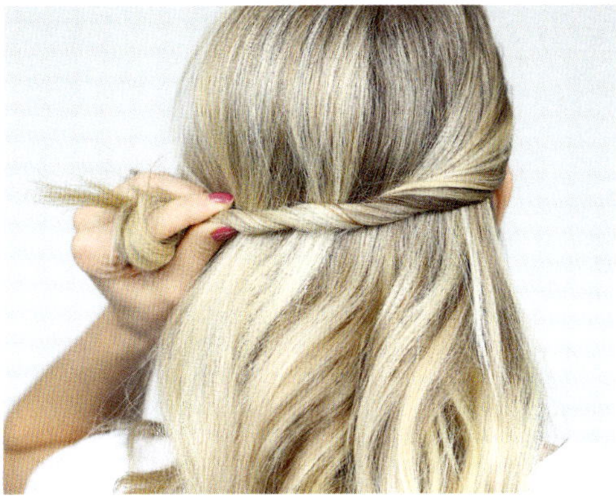

1. An einer Schläfe eine dünne Strähne abteilen, drehen und am Hinterkopf feststecken.

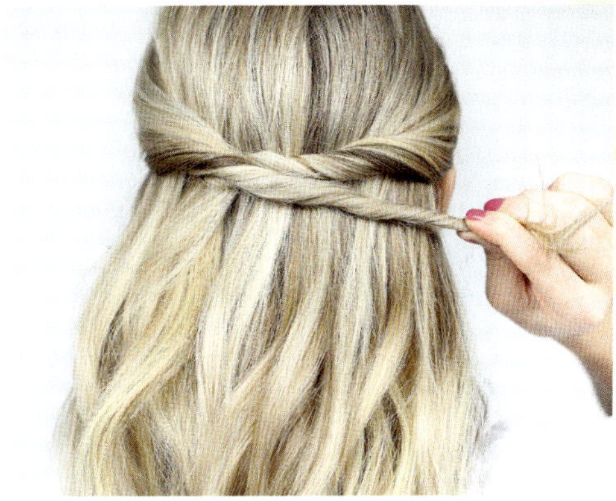

2. An der anderen Schläfe eine dünne Strähne abteilen, drehen und leicht unter die erste Strähne schieben.

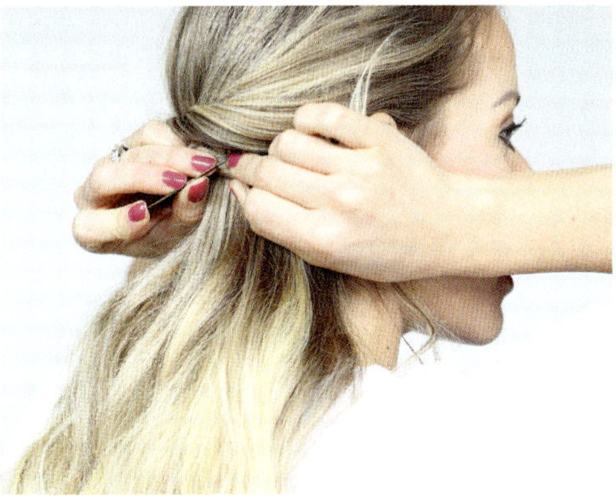

3. Mit einer Haarklemme feststecken. Sie brauchen mit der Klemme nur einen Teil der Strähne erfassen, um sie zu fixieren.

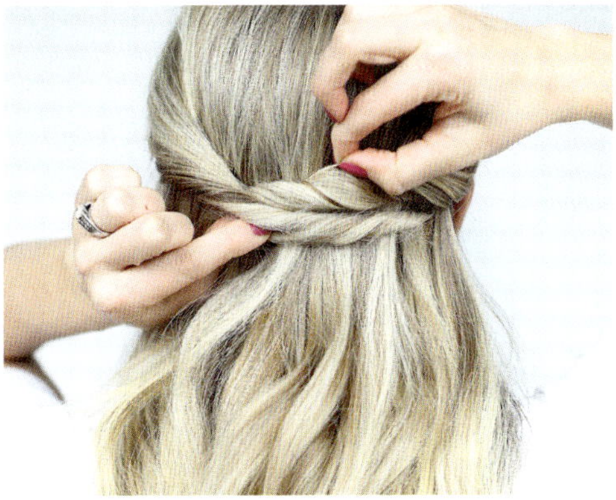

4. Die gedrehten Strähnen aufzupfen, damit sie mehr Volumen erhalten.

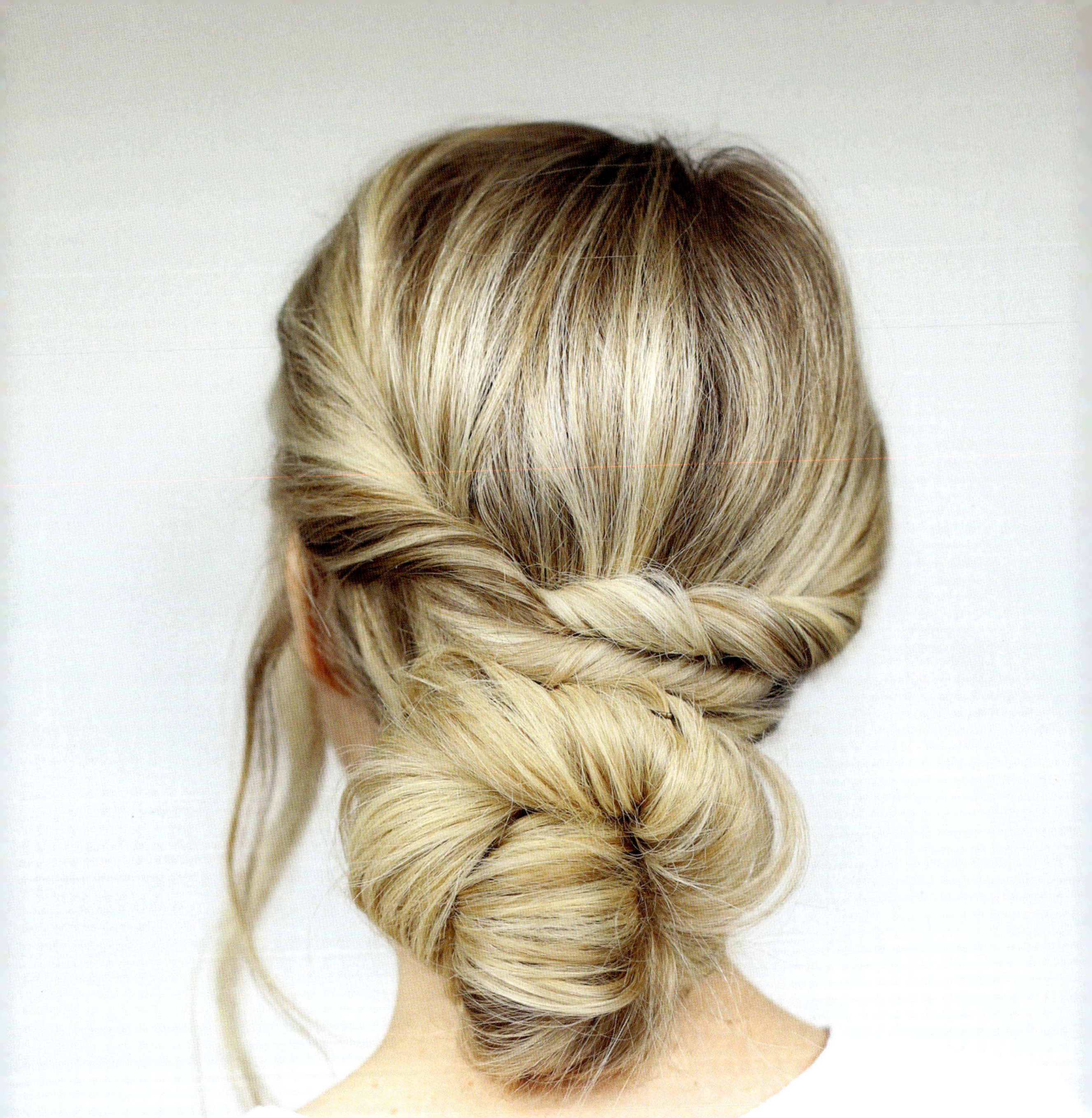

VERDREHTER KNOTEN

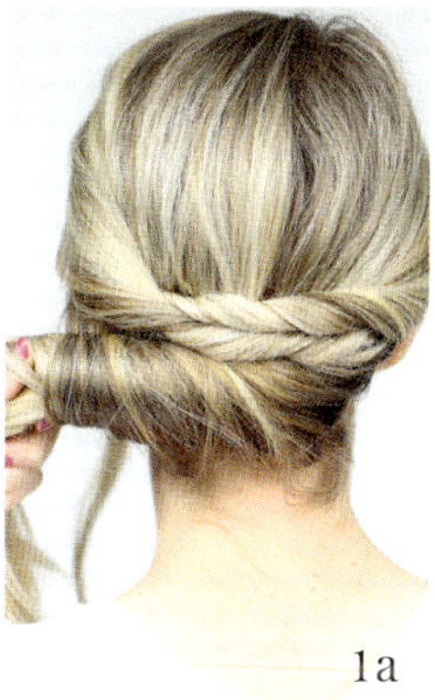
1a

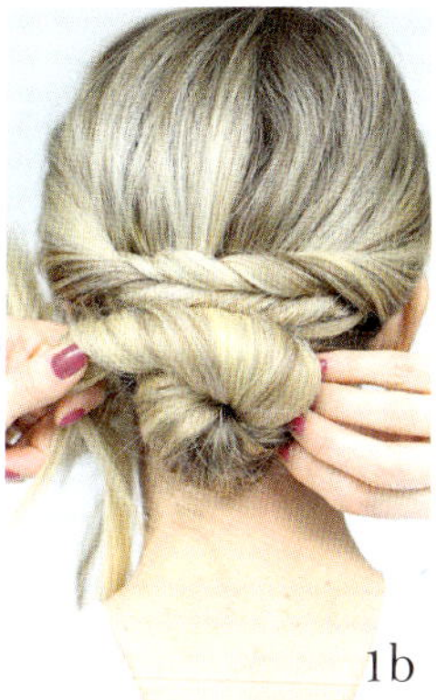
1b

1. Mit dem Style »Verdreht« (Seite 101) beginnen. Die restlichen Haare zu einem Knoten tief im Nacken zusammennehmen.

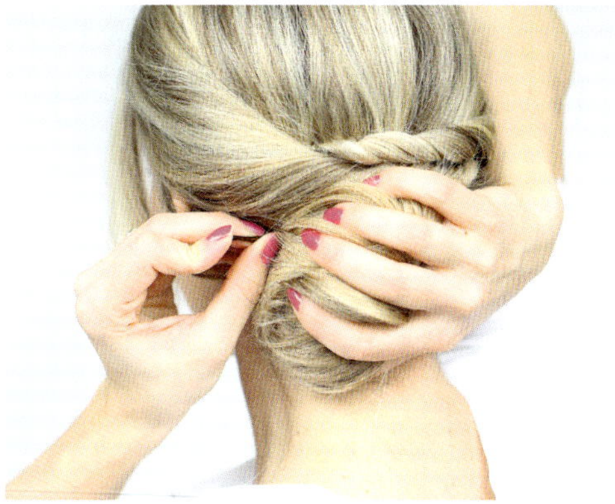

2. Den Knoten mit Haarklemmen gut feststecken.

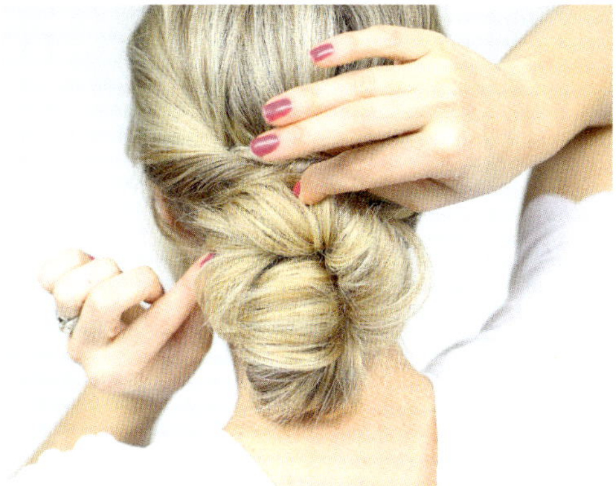

3. Den Knoten etwas aufzupfen, damit er nicht so streng aussieht. Mit stark fixierendem Haarspray besprühen.

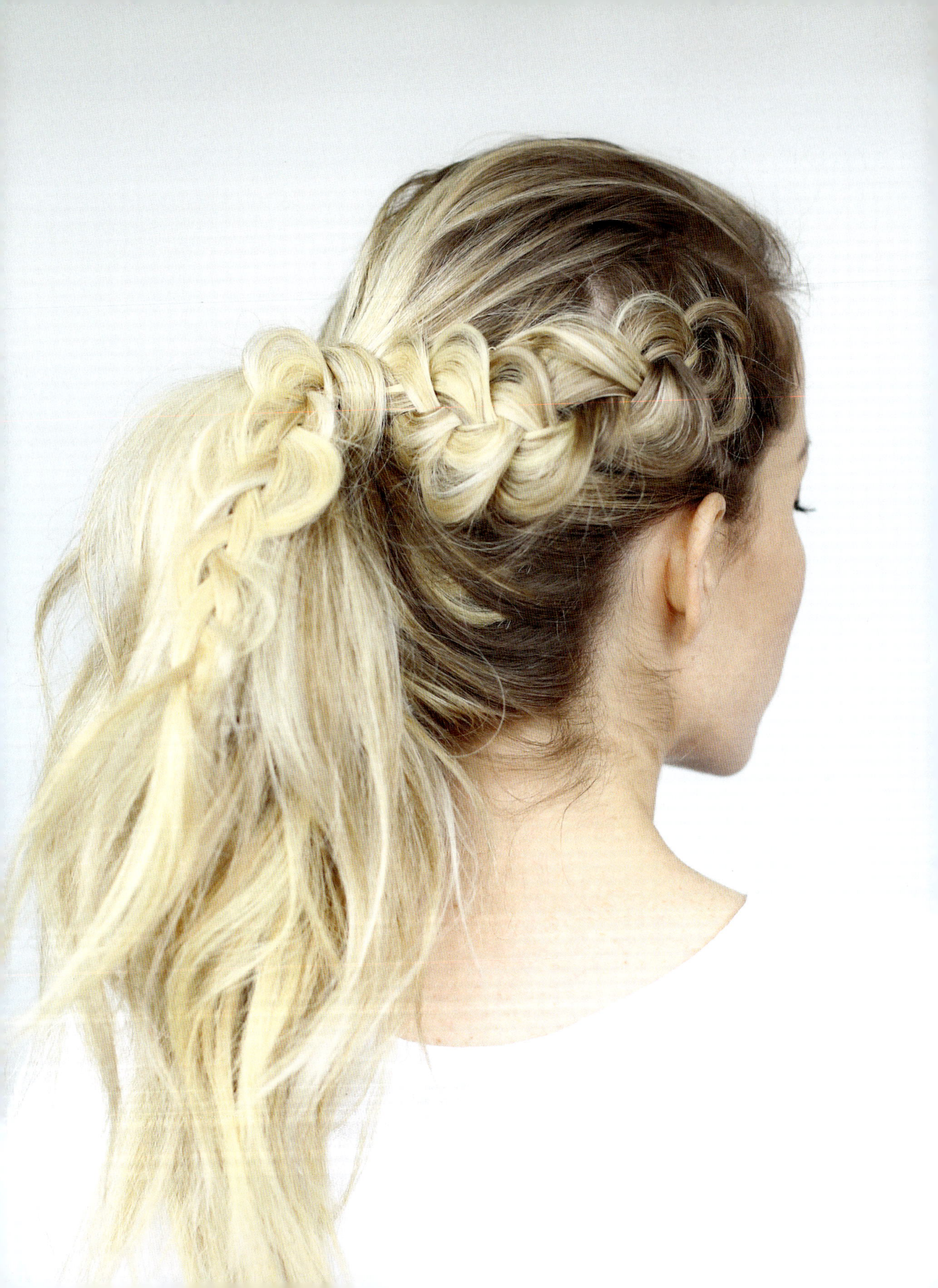

WIKINGER-ZOPF

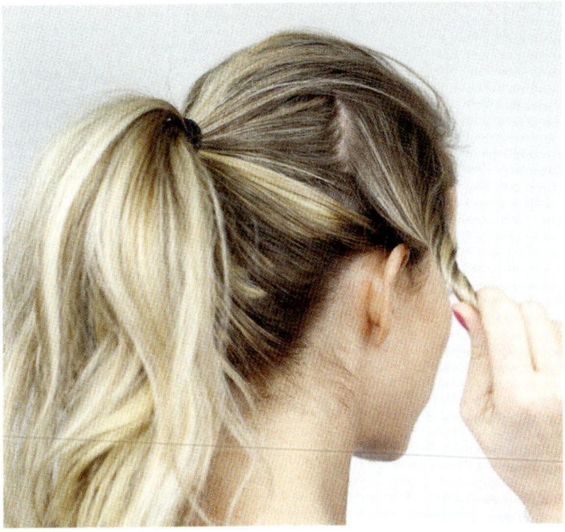

1. Die Haare zu einem Pferdeschwanz zusammenbinden, über einem Ohr eine schmale Partie hängen lassen.

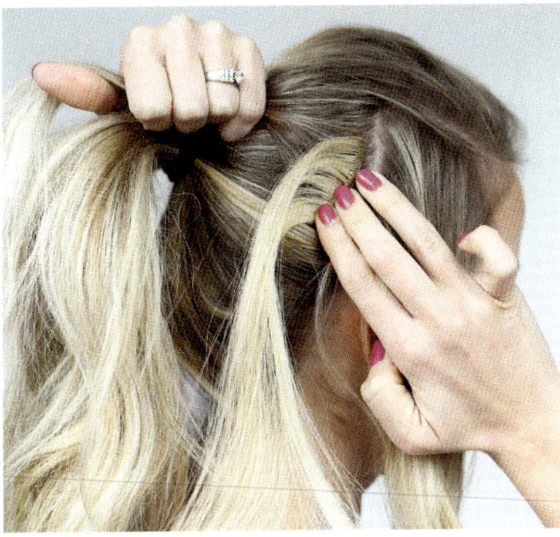

2. Falls nötig, eine Extension direkt hinter der freien Partie befestigen.

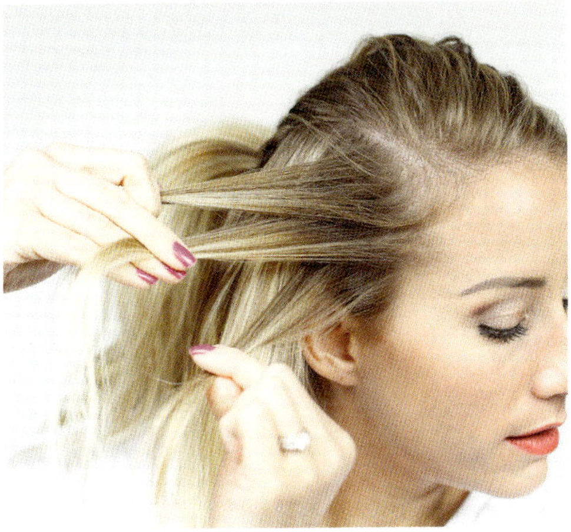

3. Die Partie in drei Strähnen teilen.

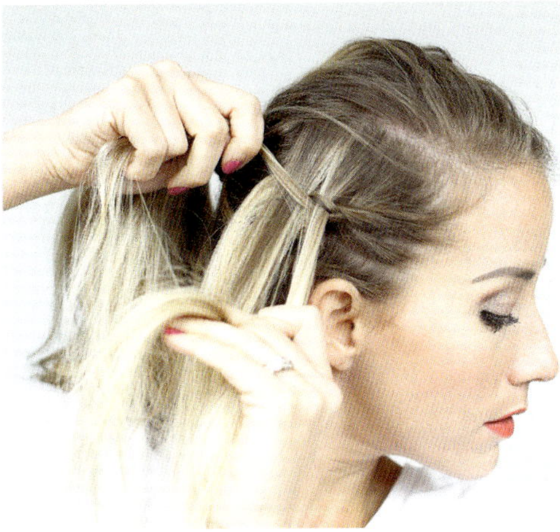

4. Flämisch flechten, den Zopf dabei zum Hinterkopf führen.

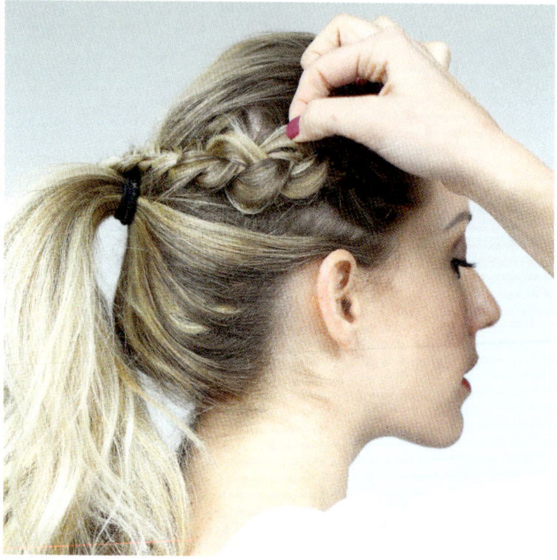

5. Den fertigen flämischen Zopf vorsichtig aufzupfen, damit er mehr Volumen bekommt.

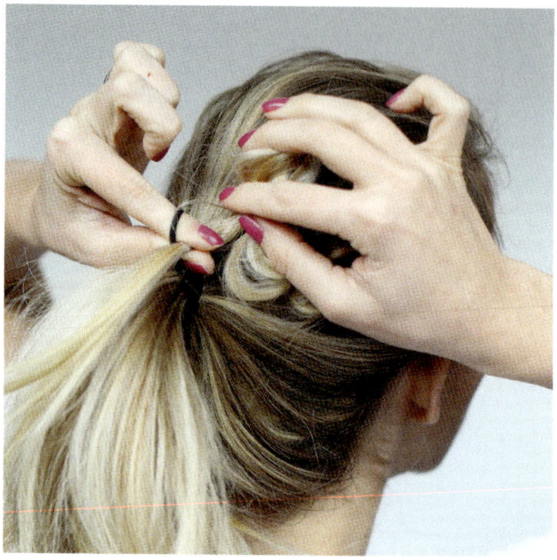

6. Den Zopf unter das Haargummi schieben, das den Pferdeschwanz zusammenhält.

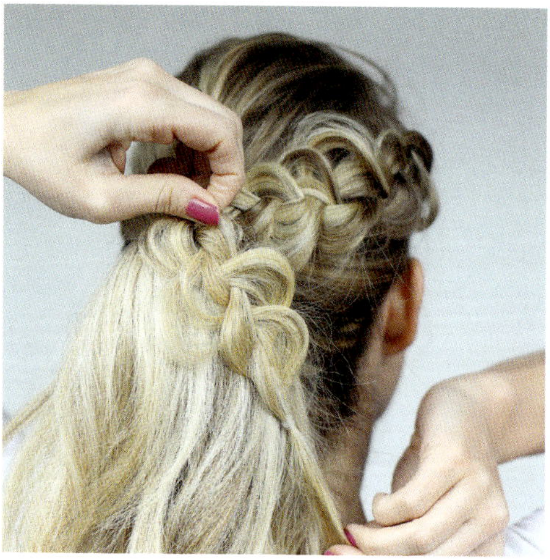

7. Den Zopf nochmals aufzupfen. Er soll schön füllig aussehen.

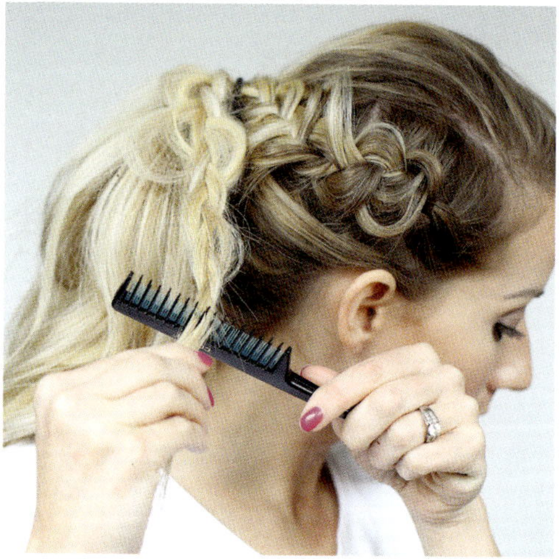

8. Das Ende des Zopfs können Sie mit einem transparenten Haargummi zusammenbinden oder einfach kräftig toupieren und mit Haarspray fixieren.

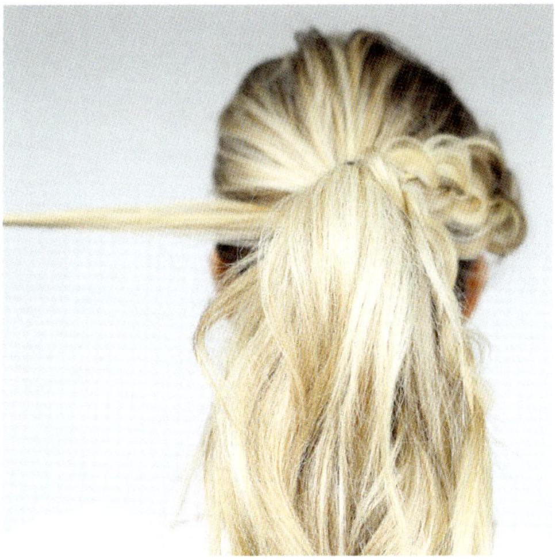

9. Von der Unterseite des Pferdeschwanzes eine dünne Strähne abteilen und um das Haargummi wickeln. Das Ende unter das Gummi schieben oder mit einem weiteren transparenten Haargummi sichern.

Tipp:

Schmale Extensions eignen sich bestens, um Flechtfrisuren mehr Volumen zu geben. Lassen Sie sich von den dicken Zöpfen auf Instagram nicht täuschen: Die meisten sind mit Extensions »aufgepolstert«.

WECHSELZOPF

Diese Frisur hat es mir angetan. Sie ist schnell gemacht und sieht wunderbar lässig aus. Außerdem bringt sie die verschiedenen Farbschattierungen der Haare bestens zur Geltung.

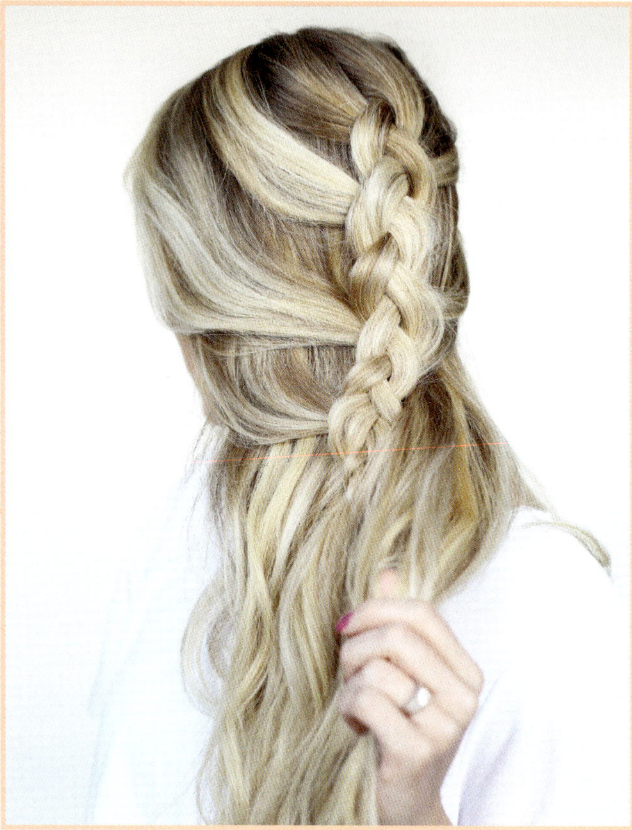

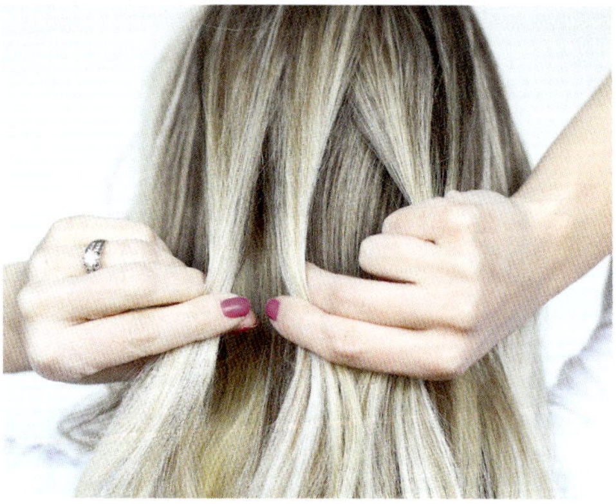

1. Am Hinterkopf eine Partie Haare aufnehmen, in drei Strähnen teilen.

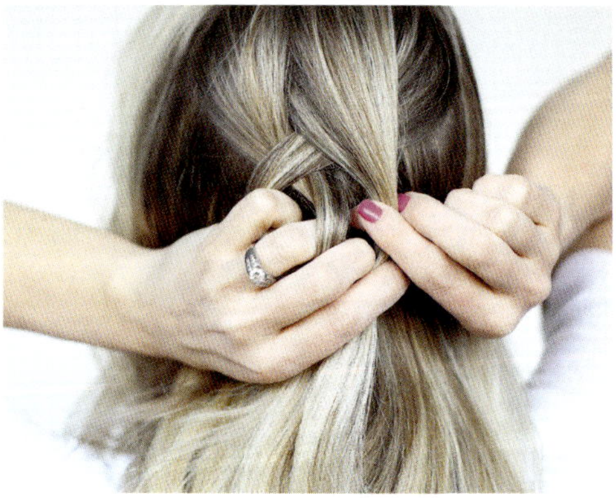

2. Dann je einmal rechts und links flämisch flechten.

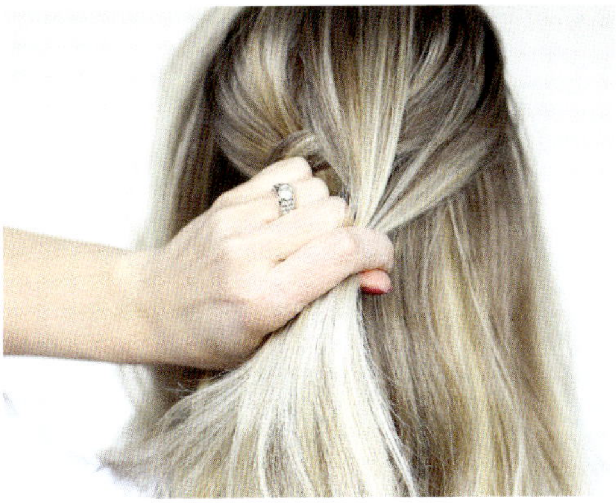

3. Auf einer Seite neue Haare hinzunehmen.

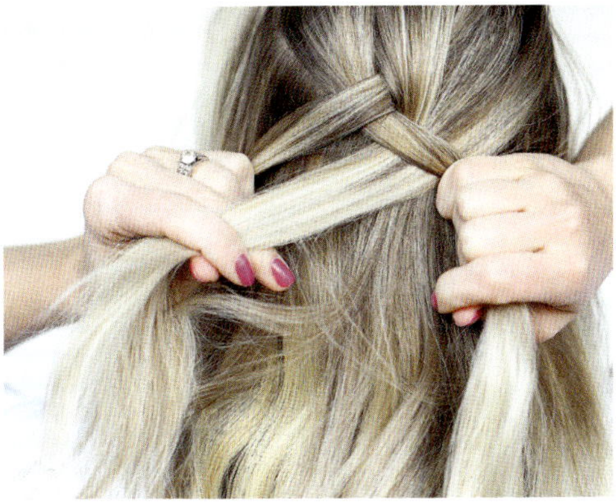

4. Diese neue Strähne unter die mittlere führen.

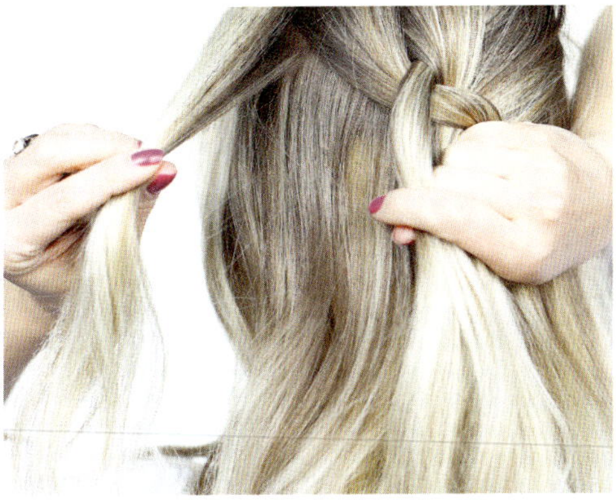

5. Auf der anderen Seite neue Haare hinzunehmen.

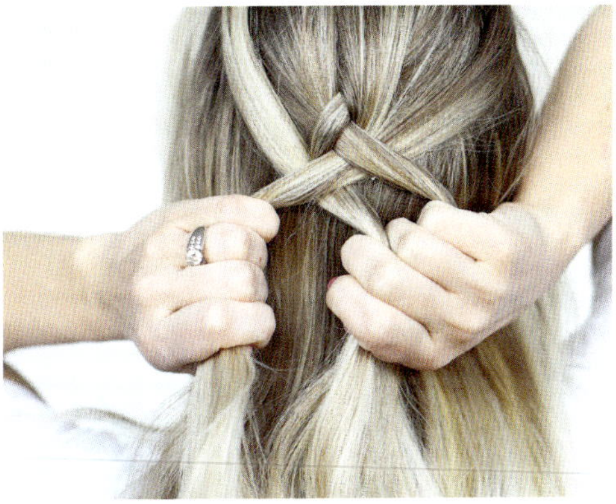

6. Diese wieder unter die mittlere Strähne legen.

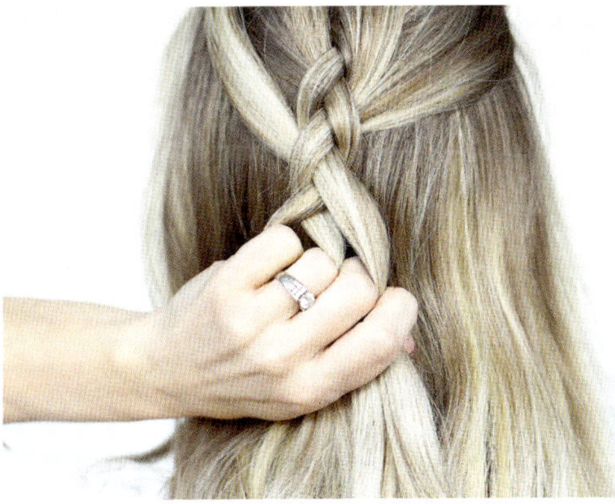

7. Nun je einmal rechts und links flechten, ohne neue Haare hinzuzunehmen.

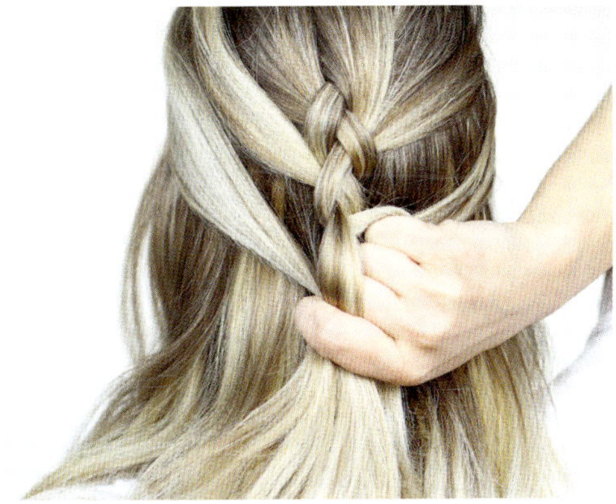

8. Auf einer Seite neue Haare hinzunehmen, unter die mittlere Strähne legen. Auf der anderen Seite neue Haare hinzunehmen und unter die mittlere Strähne legen.

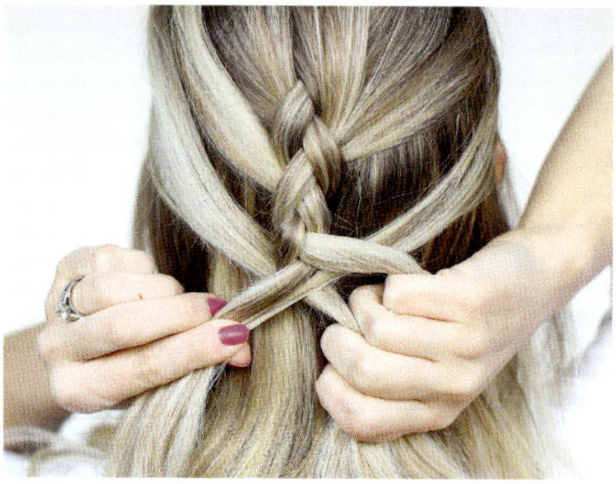

9. Abwechselnd wiederholen: Bei einem Flechtgang neue Haare hinzunehmen, beim anderen nicht.

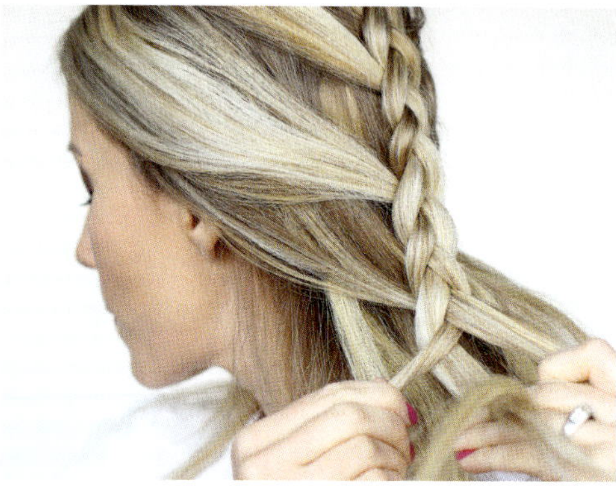

10. Ab Nackenhöhe die drei Strähnen zu einem normalen Zopf flechten.

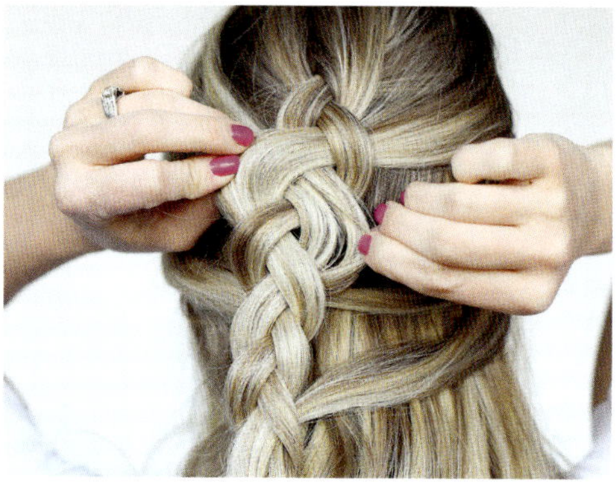

11. Den fertigen Zopf locker aufzupfen.

Tipp:

Einen Tag nach der Haarwäsche sind die Haare griffiger und diese Frisur hält besser. Falls der Haaransatz etwas fettig ist, greifen Sie einfach zu Trockenshampoo.

ZOPF MIT VIER STRÄNGEN

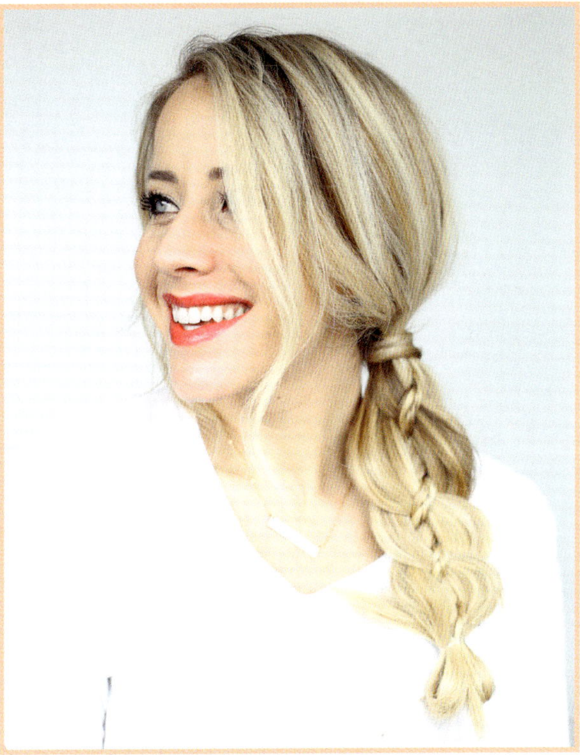

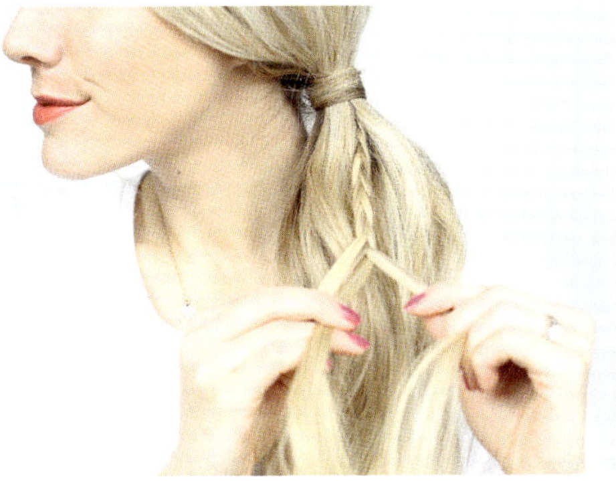

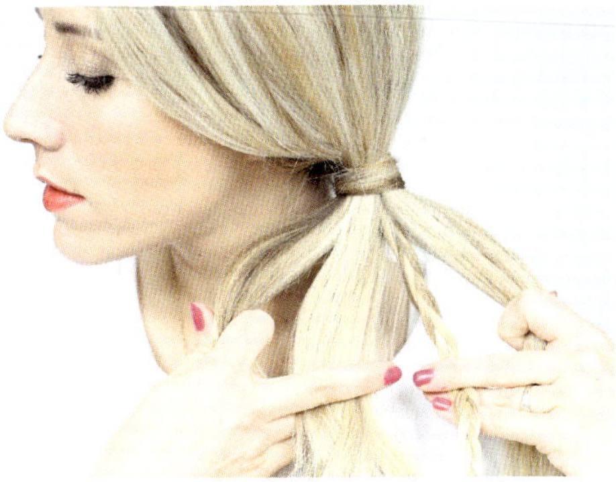

1. Die Haare zu einem tiefen, seitlichen Pferdeschwanz binden. Eine dünne Strähne abteilen, um das Haargummi wickeln und mit einer Klemme oder einem Gummi fixieren.

Vom Pferdeschwanz eine lange Partie abteilen, in drei Strähnen teilen, einen einfachen Zopf flechten. Mit einem transparenten Gummi fixieren.

2. Den restlichen Pferdeschwanz in drei Strähnen teilen. Zusammen mit dem Zopf haben Sie nun vier Stränge. Vom Gesicht beginnend werden sie nummeriert. Der Strang am Gesicht ist Nr. 1, dann folgt Nr. 2, der Zopf ist Nr. 3 und zuletzt kommt Nr. 4.

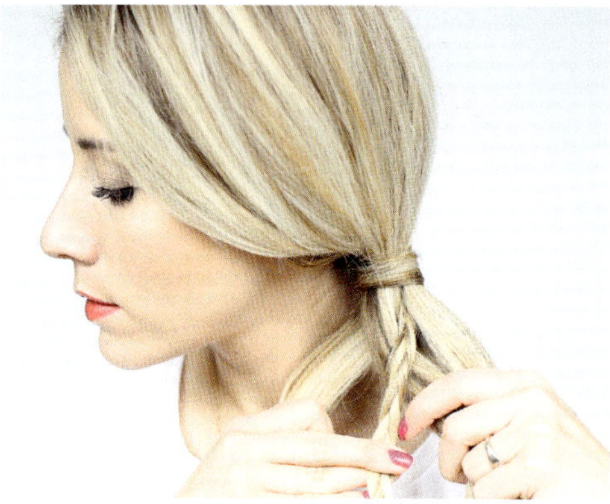

3. Strang Nr. 1 über Nr. 2 legen, dann Strang Nr. 3 über Nr. 2 legen.

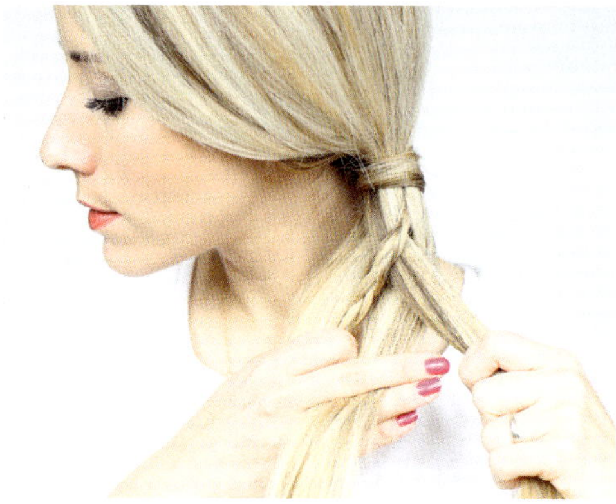

4. Nun Strang Nr. 4 unter Strang Nr. 3 legen.

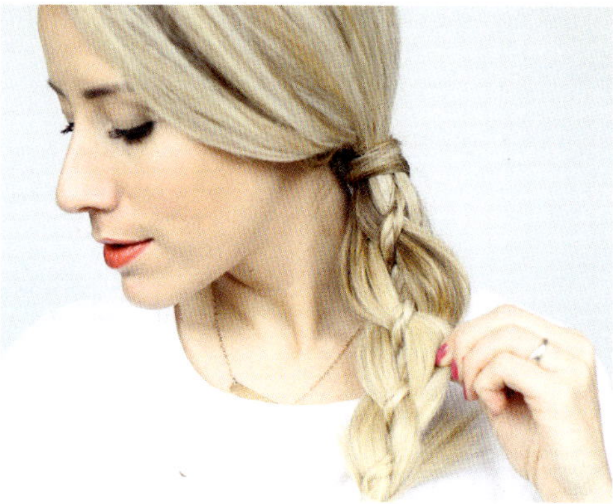

5. Strang Nr. 3 unter Strang Nr. 4 legen. Nun Schritte 3–5 bis zu den Haarspitzen wiederholen.

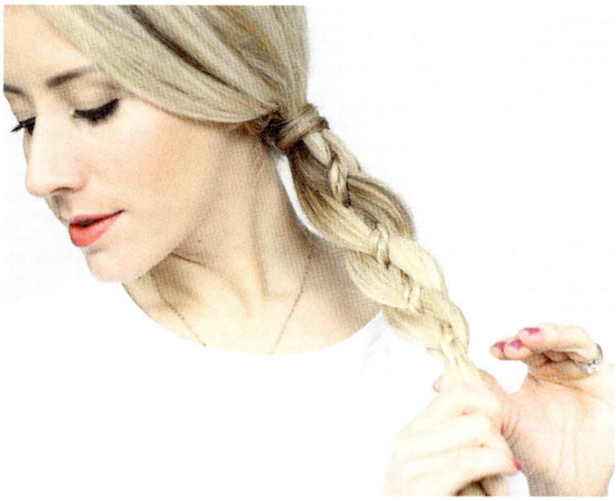

6. Mit einem transparenten Haargummi zusammenhalten. Den Zopf aufzupfen, damit er fülliger aussieht.

Tipp:

Wenn ich eine äußere Strähne über die mittlere lege, führe ich auch den Zopf über die mittlere. Und wird eine äußere Strähne unter die mittlere gelegt, wird der Zopf ebenfalls unter die mittlere gelegt. Der Zopf bleibt dadurch in der Mitte des Geflechts.

Klingt schwierig? Schauen Sie mir auf YouTube einfach auf die Finger!

SEITLICHER WASSERFALL-ZOPF

Diese Flechttechnik braucht etwas mehr Übung, aber wenn man den Bogen einmal heraushat, geht sie gut von der Hand. Man kann sie auch prima mit anderen Styles kombinieren. Wenn Sie sich mit dem Flechten etwas schwertun, schauen Sie sich die Tutorials auf meinem YouTube-Kanal an!

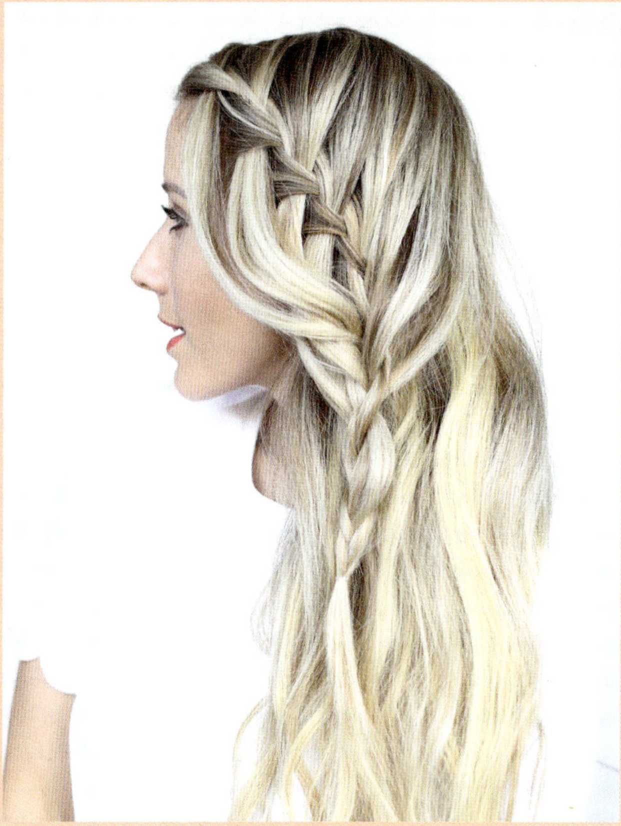

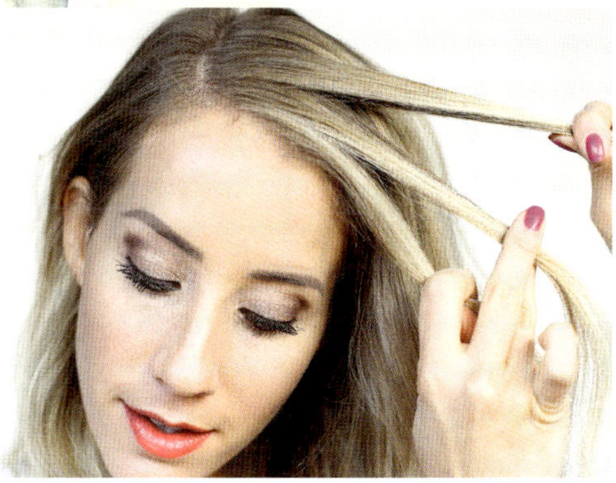

1. Einen Seitenscheitel ziehen, eine kleine Partie in drei Strähnen teilen.

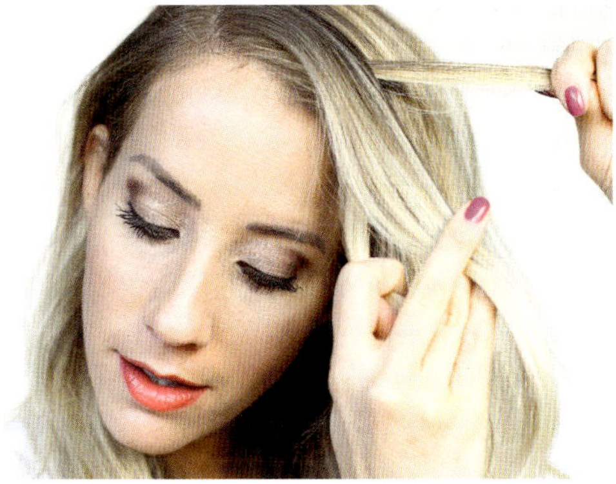

2. Dann die obere Strähne über die mittlere legen.

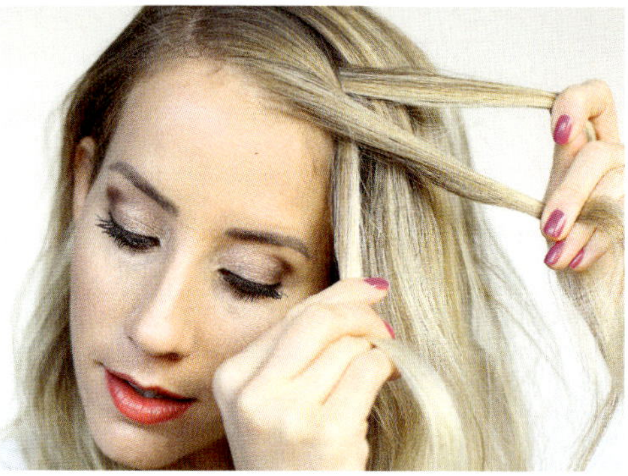

3. Die untere Strähne über die mittlere legen.

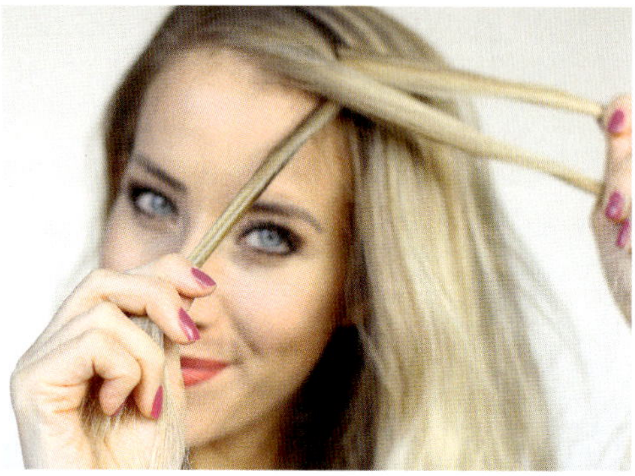

4. Die untere Strähne hängt herunter. Sie wird nach vorn geholt ...

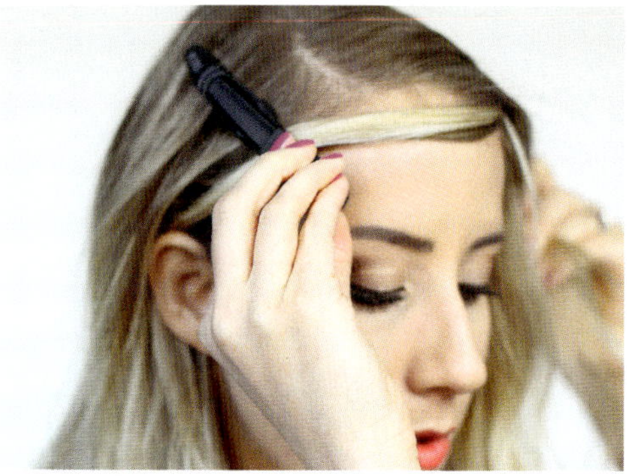

5. ... und auf der anderen Seite des Scheitels mit einem Clip befestigt.

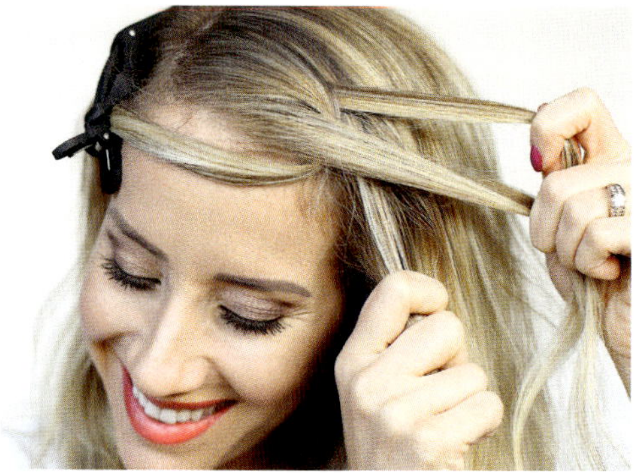

6. Eine neue Strähne aufnehmen. Sie ersetzt die festgeclippte.

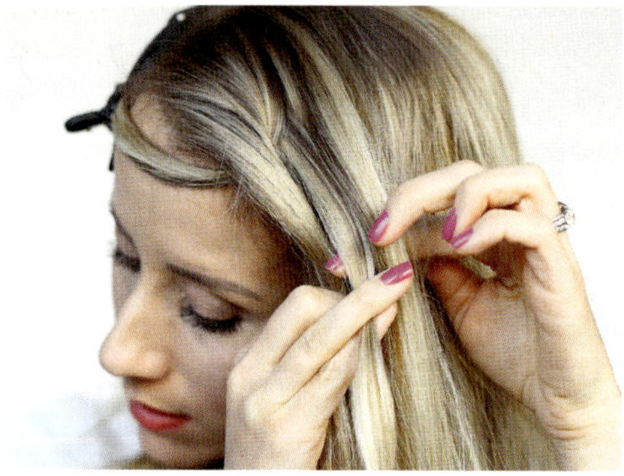

7. So haben Sie wieder drei Strähnen zum Weiterflechten.

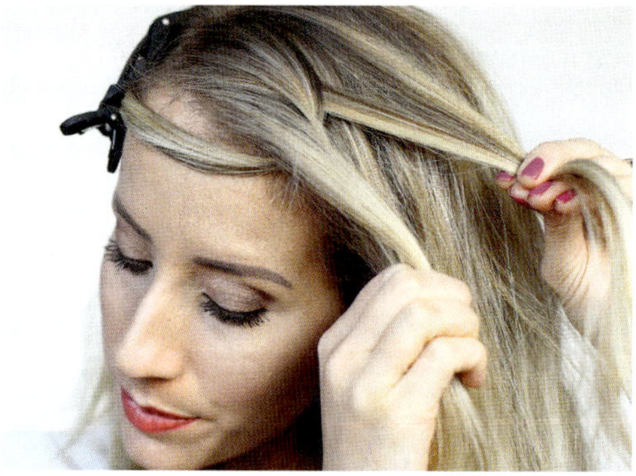

8. Zur oberen Strähne ein paar Haare hinzunehmen.

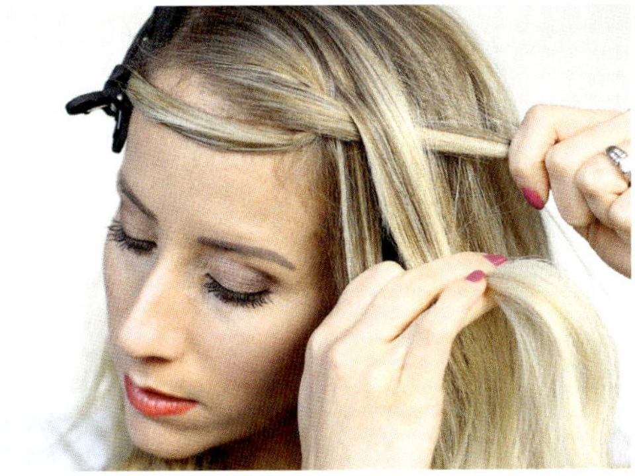

9. Die obere Strähne über die mittlere legen.

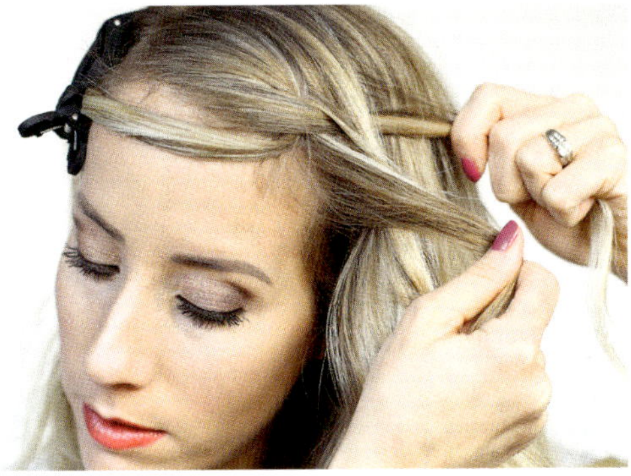

10. Die untere Strähne über die mittlere legen. Dann Schritte 4–10 wiederholen.

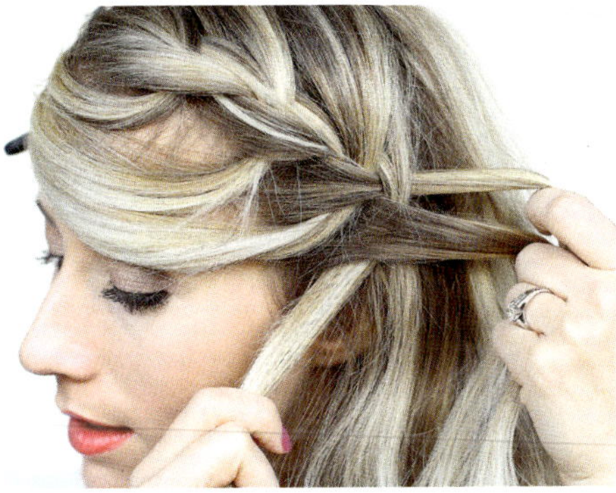

11. Bis auf Ohrhöhe wiederholen. Dann sollten etwa fünf Strähnen auf der anderen Seite festgeclippt sein.

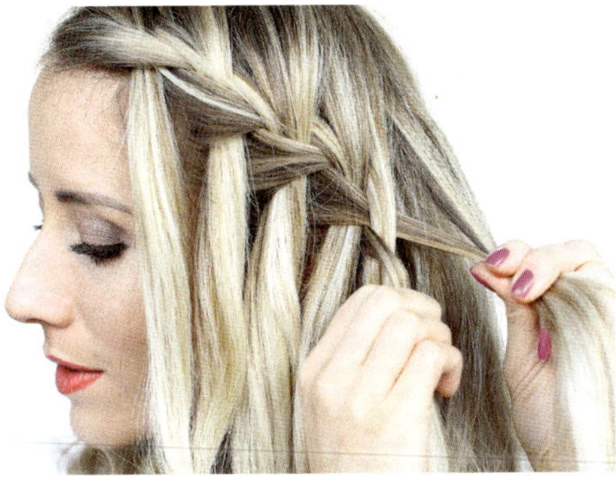

12. Den Clip lösen und die Strähnen fallen lassen. Zur oberen Strähne ein paar Haare hinzunehmen und über die Mitte flechten.

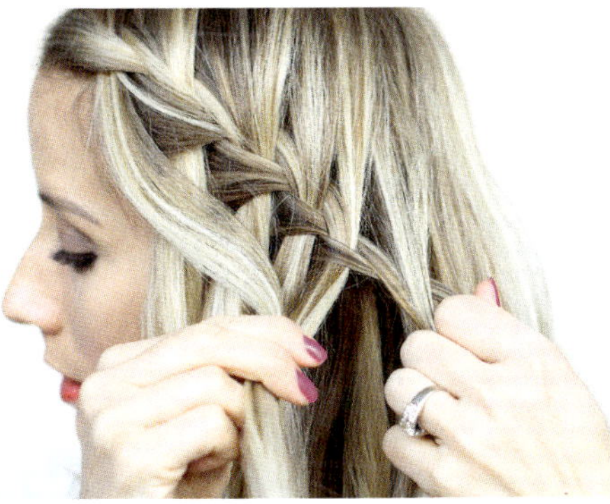

13. Die erste Wasserfall-Strähne zur unteren Strähne nehmen, über die Mitte flechten. Zur oberen Strähne Haare nehmen, über die Mitte flechten.

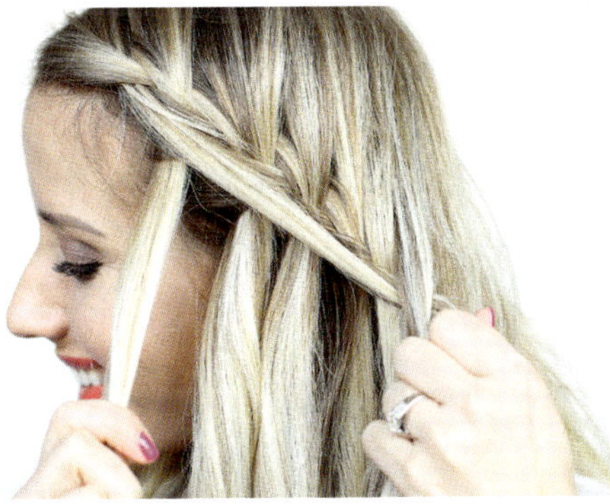

14. Die zweite Wasserfall-Strähne zur unteren Strähne hinzunehmen und über die Mitte flechten.

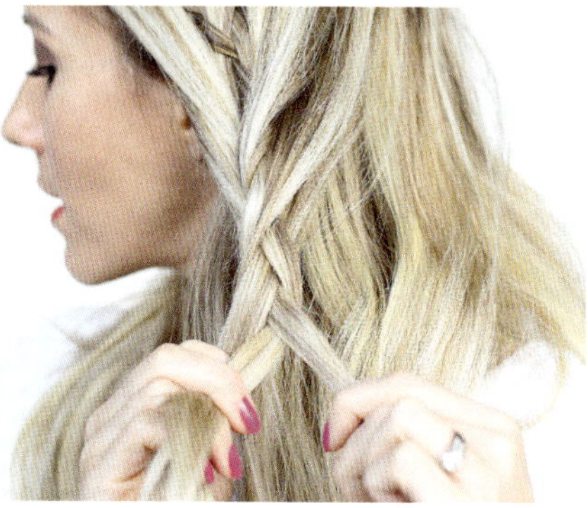

15. Wenn alle Wasserfall-Strähnen eingeflochten sind, mit einem normalen Zopf fortfahren.

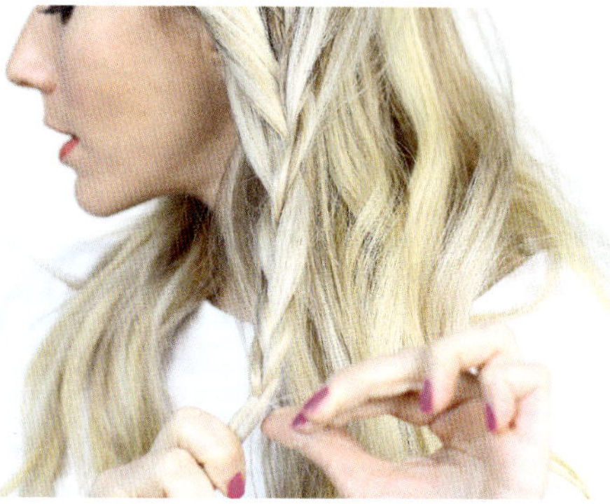

16. Mit einem transparenten Haargummi zusammenhalten.

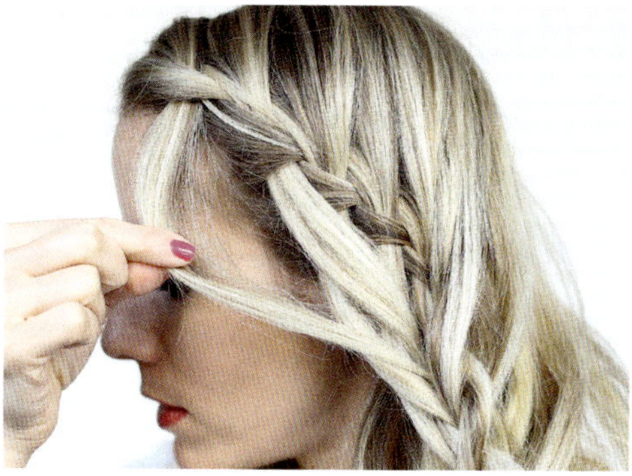

17. Die Wasserfall-Strähnen etwas lockern, damit die Frisur schön liegt und die Details der Flechtung gut zu erkennen sind.

Ist die Frisur gelungen? Und sieht sie toll aus? Es hat schon seine Gründe, dass ich diesen Style besonders gern mag. Wer noch etwas Unterstützung braucht, schaut sich am besten meine Videos an.

WASSERFALL-ÄHRENZOPF

Der seitliche Wasserfall-Zopf gefällt mir besonders gut, weil er sich bestens mit anderen Flechttechniken kombinieren lässt – hier mit einem Ährenzopf. Dadurch sieht er noch interessanter aus.

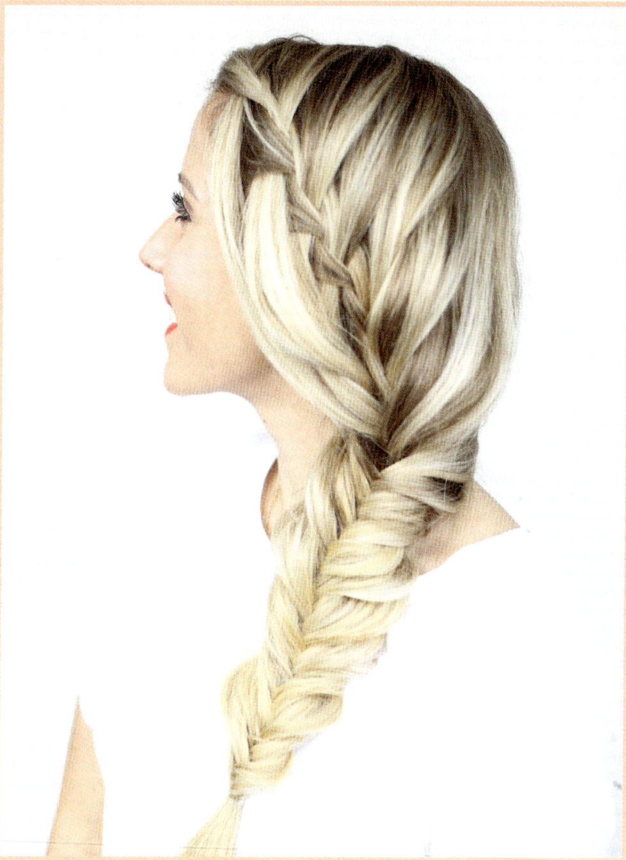

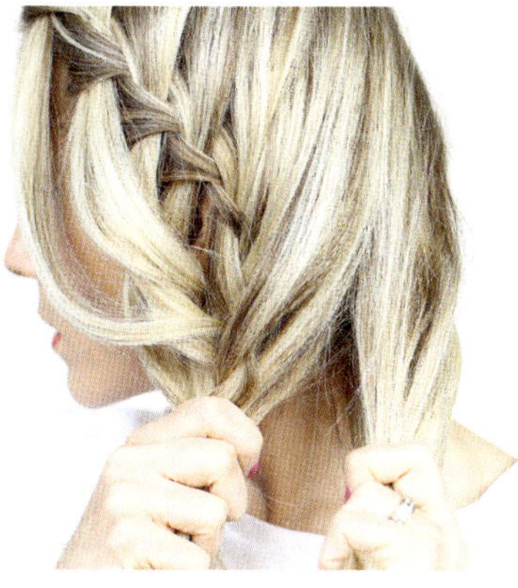

1. Mit einem seitlichen Wasserfall-Zopf (Seite 113) beginnen.

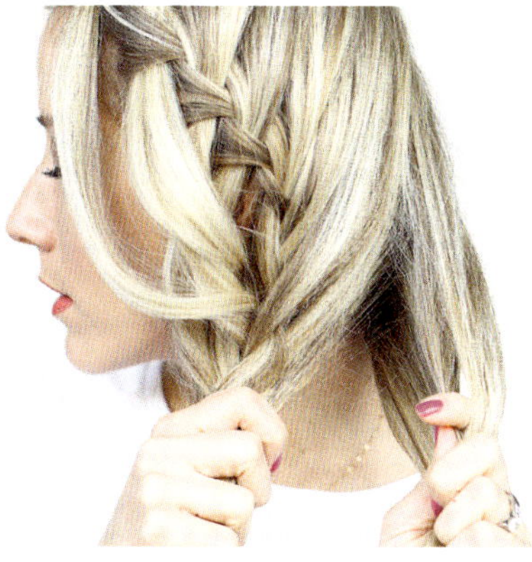

2. Die Haare über eine Schulter nach vorn legen und in zwei gleich starke Partien teilen.

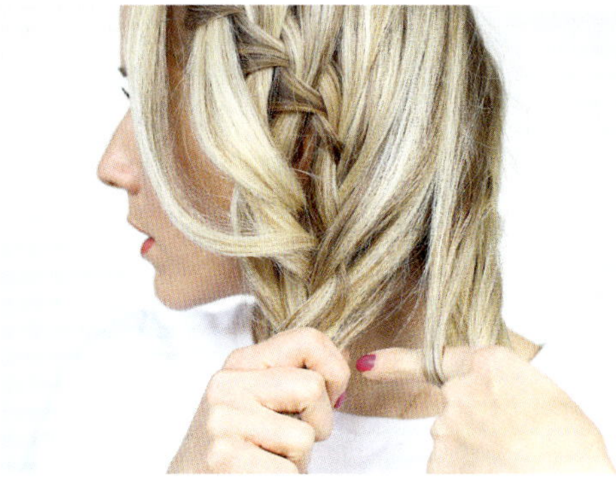

3. Jede Partie in eine Hand nehmen (die Knöchel zeigen nach vorn). Mit dem Zeigefinger von der hinteren Partie eine dünne Strähne abteilen.

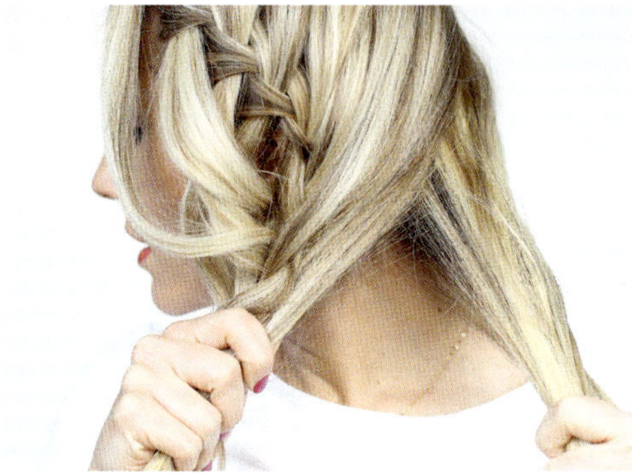

4. Diese mit der anderen Hand erfassen und zur vorderen Partie nehmen.

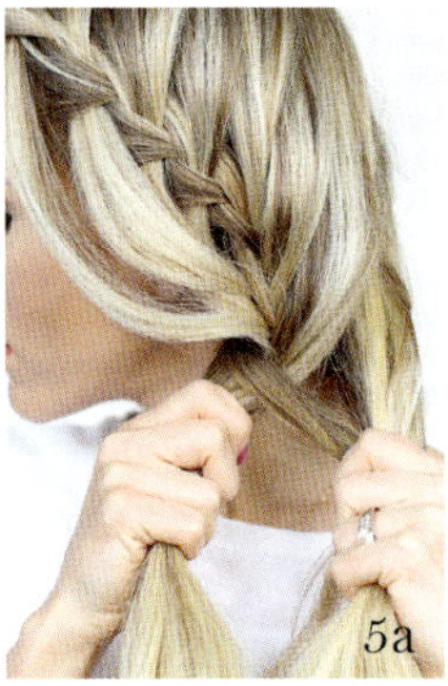

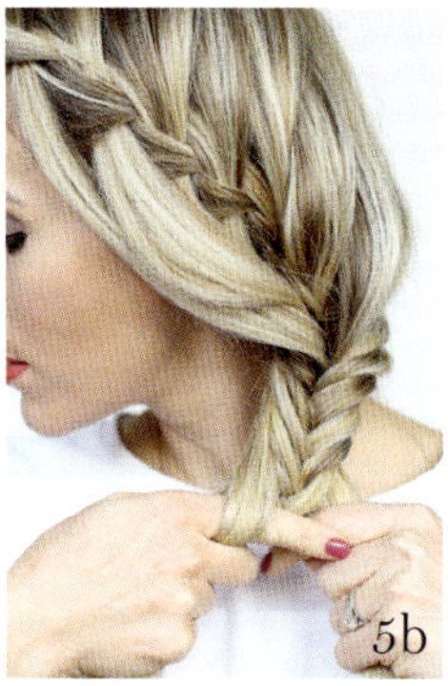

5. Abwechselnd wiederholen, bis der Ährenzopf Form annimmt. Wichtig ist, immer nur sehr dünne Strähnen zu verwenden und fest zu flechten.

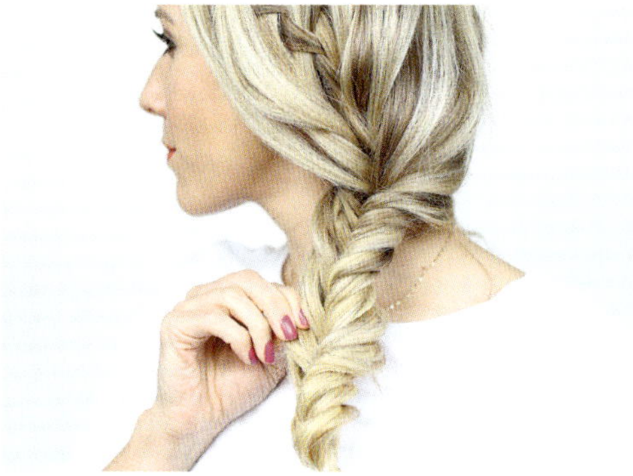

6. Den Zopf mit einem transparenten Haargummi zusammenhalten. Zuletzt etwas aufzupfen, um ihm mehr Fülle zu verleihen.

Tipp:

Je dünner die Strähnen, desto feiner sieht der Zopf aus. Für einen locker-lässigen Ährenzopf nehmen Sie einfach dickere Strähnen. Denken Sie daran, beim »Übergeben« der Strähnen nur die Handgelenke zu drehen. So ist es einfacher, den Überblick zu behalten.

WASSERFALL-ZOPF MIT KNOTEN

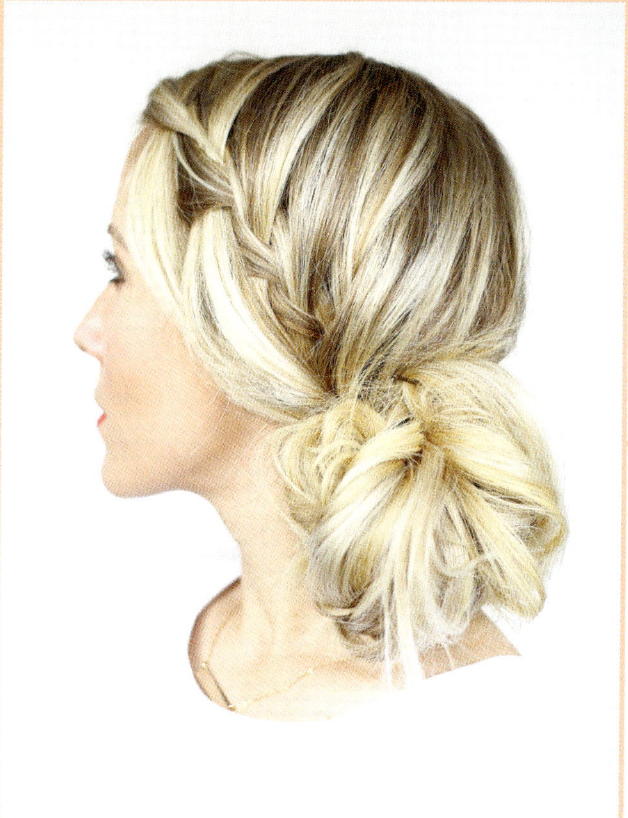

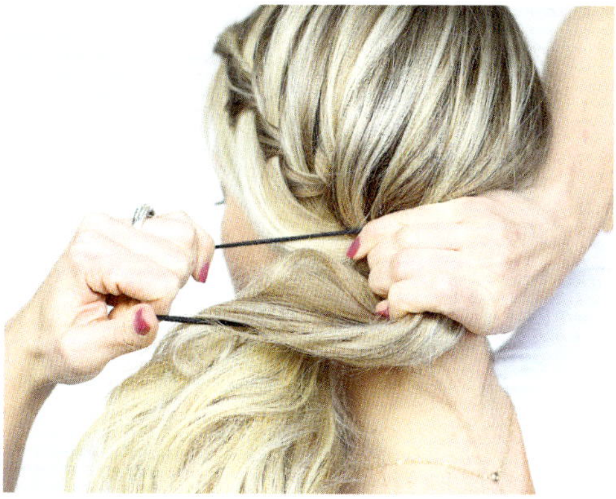

1. Los geht es mit einem seitlichen Wasserfall-Zopf (Seite 113). Die Haare direkt unter dem Zopf etwas seitlich zusammenhalten.

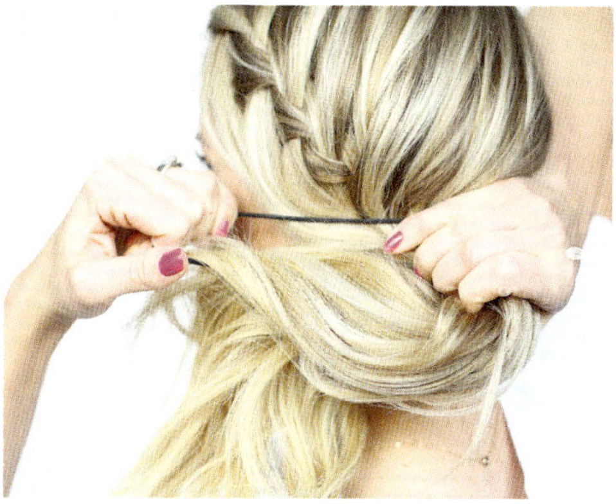

2. Ein Haargummi herumlegen, aber die Haare nicht ganz durchziehen.

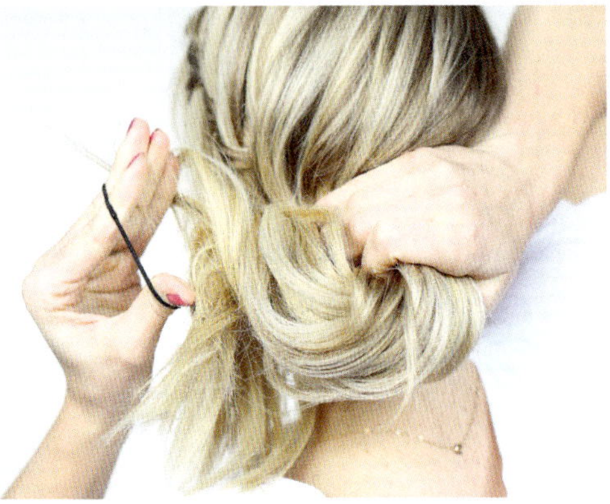

3. Das Haargummi in sich drehen. Es soll auch die Haarspitzen festhalten.

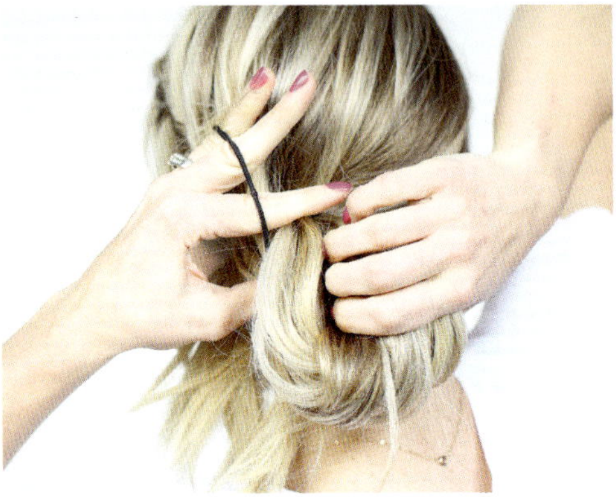

4. Den Knoten mit der Hand umfassen, auf der das Haargummi liegt.

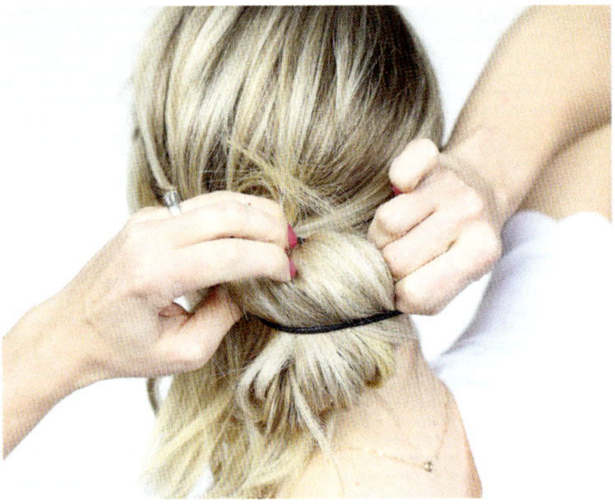

5. Nun das Gummiband über den Knoten ziehen.

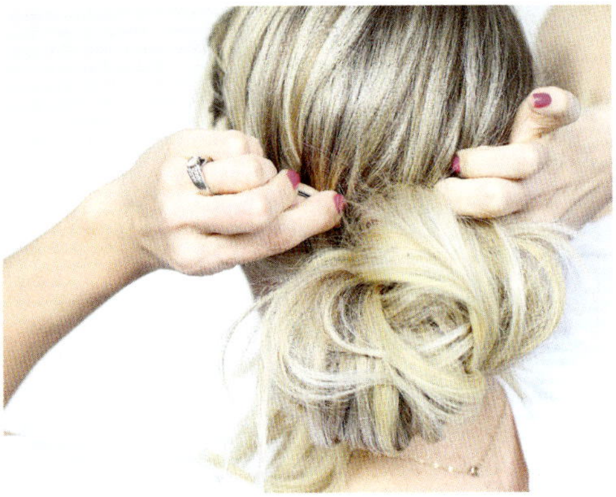

6. Zuletzt den Knoten etwas in Form zupfen und bei Bedarf mit Haarklemmen feststecken.

KORSETT-ZOPF

Dies ist eine originelle Kombination aus einem Wasserfall-Zopf auf der einen Seite und einem französischen Zopf auf der anderen. Die Besonderheit besteht darin, dass die hängenden Strähnen des Wasserfalls in den französischen Zopf eingearbeitet werden.

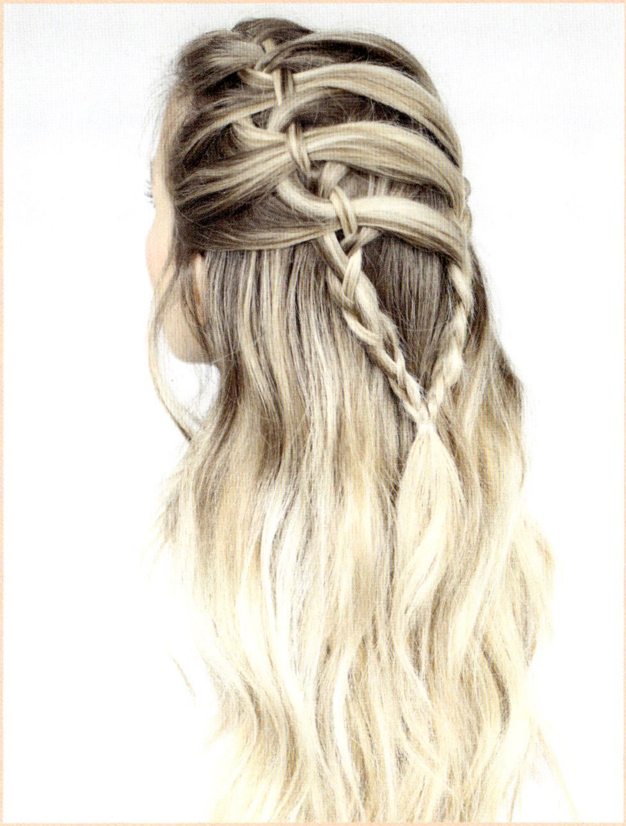

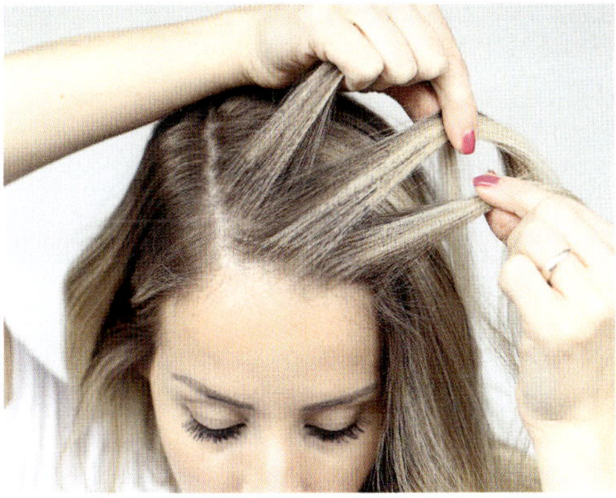

1. Auf der volleren Seite des Scheitels eine Partie aufnehmen und in drei Strähnen teilen.

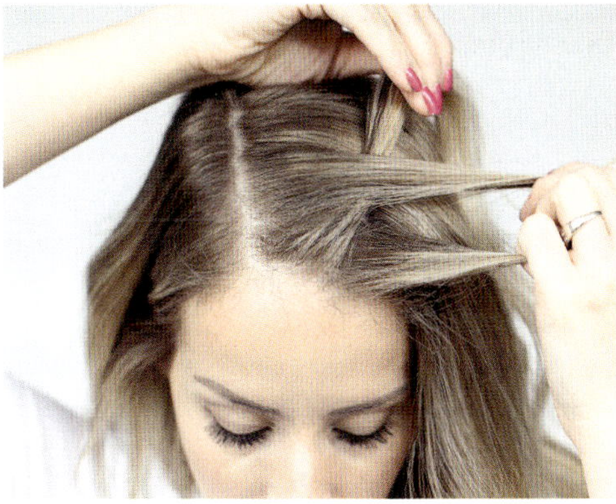

2. Dann die obere Strähne über die mittlere legen.

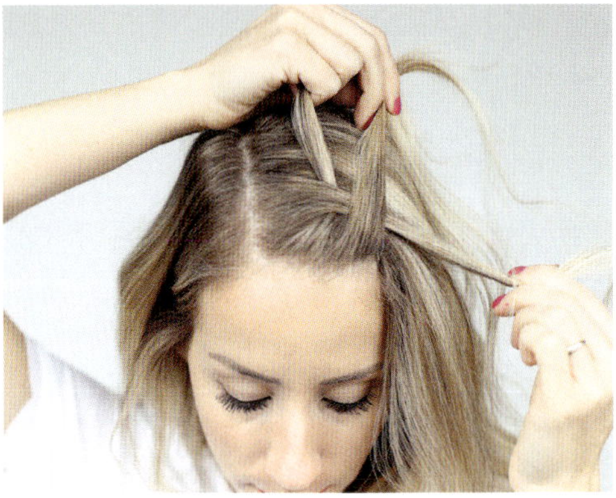

3. Die untere Strähne über die mittlere legen.

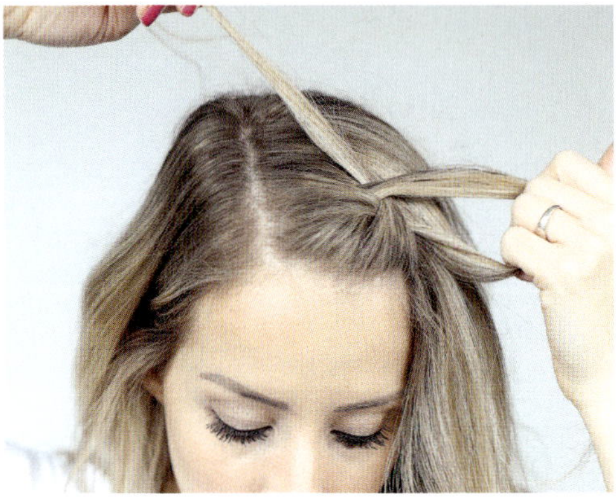

4. Die mittlere Strähne unter die obere legen.

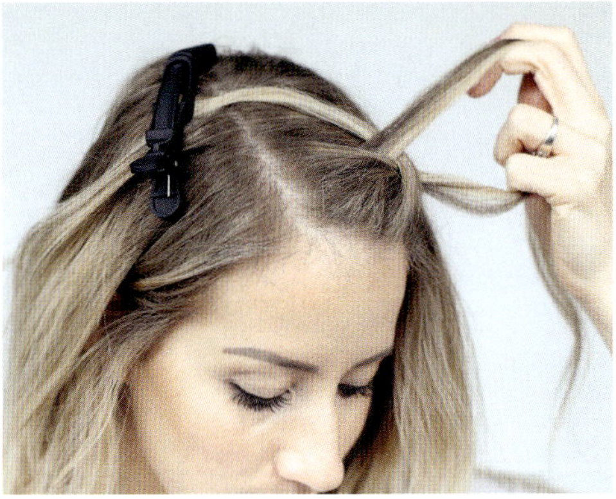

5. Die mittlere Strähne auf der anderen Seite mit einem Clip festhalten.

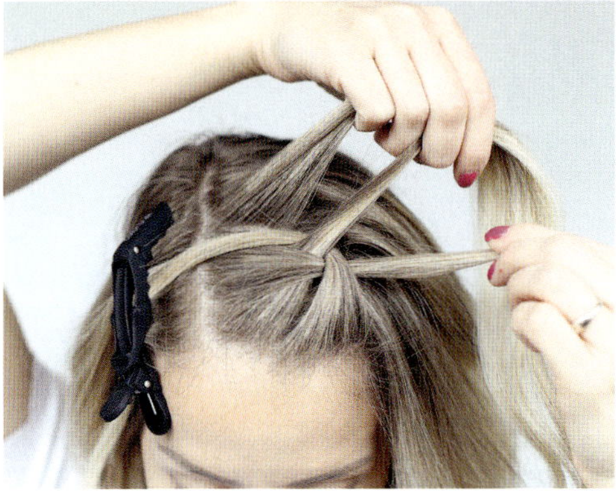

6. Die festgeclippte Strähne durch eine neue ersetzen.

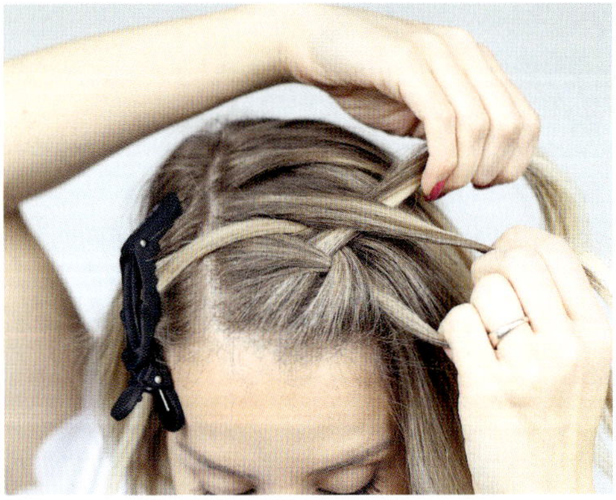

7. Diese neue Strähne über die mittlere legen.

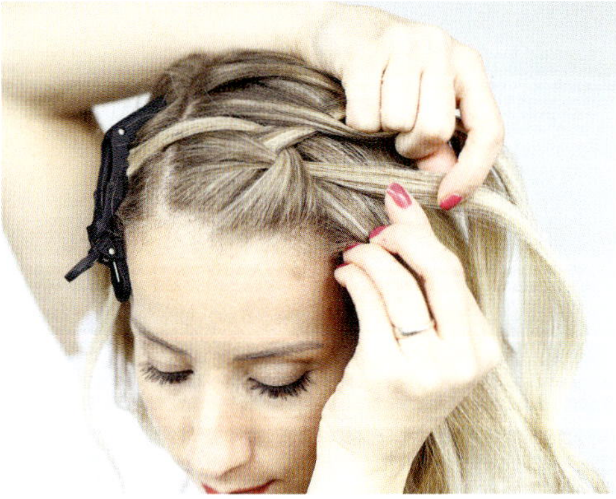

8. Zur unteren Strähne ein paar Haare hinzunehmen.

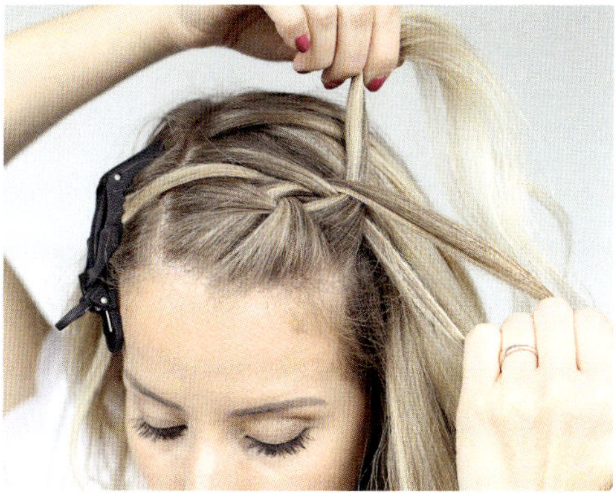

9. Diese über die mittlere und dann unter die obere Strähne legen.

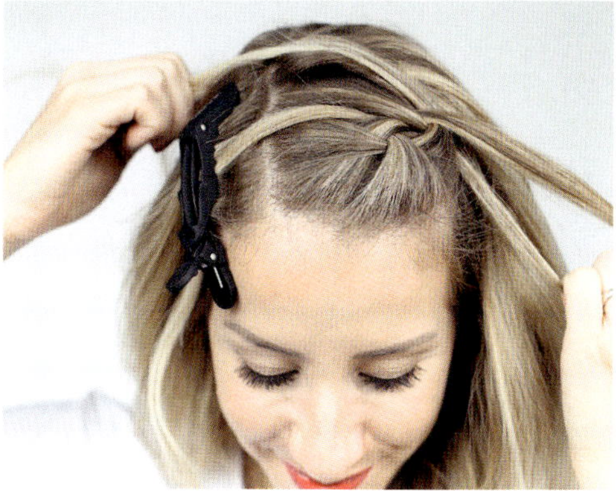

10. Die mittlere Strähne auf der anderen Seite mit einem Clip halten.

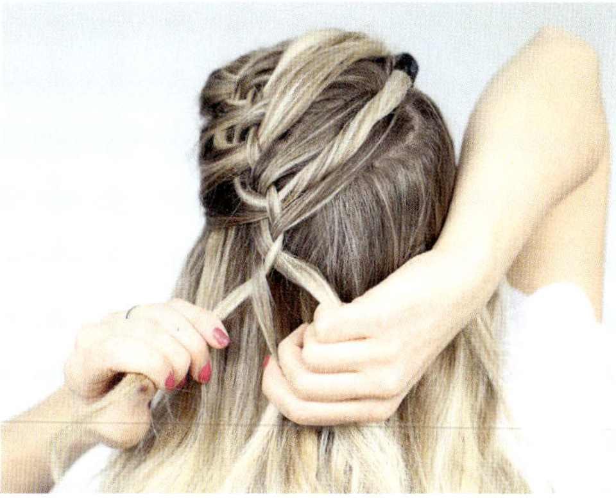

11. Den Wasserfall-Zopf fortführen, bis der Hinterkopf erreicht ist.

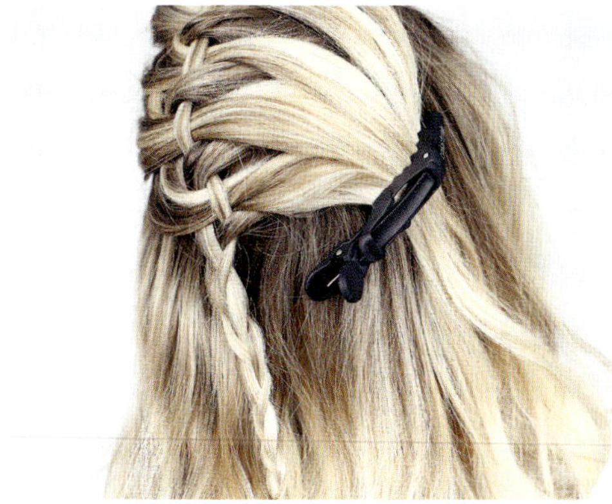

12. Mit den Enden einen normalen Zopf flechten und mit einem transparenten Haargummi sichern.

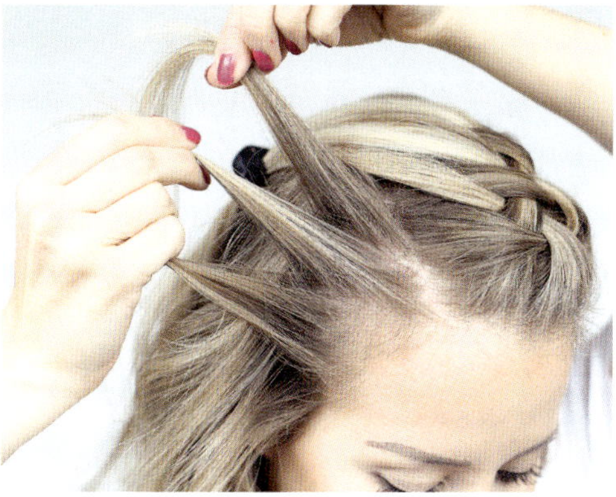

13. Auf der anderen Seite eine Partie aufnehmen, in drei Strähnen teilen.

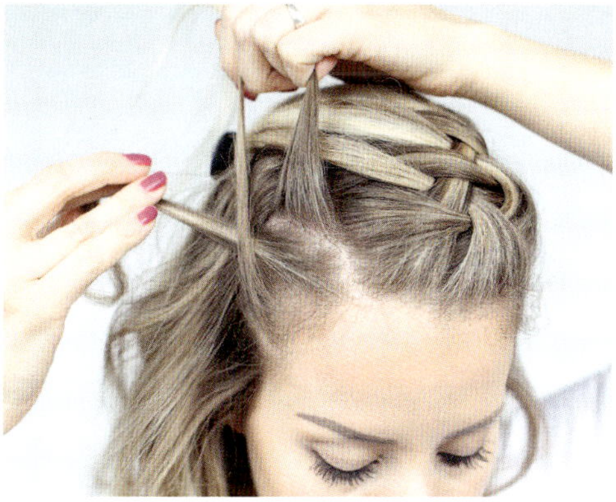

14. Die untere Strähne über die mittlere legen.

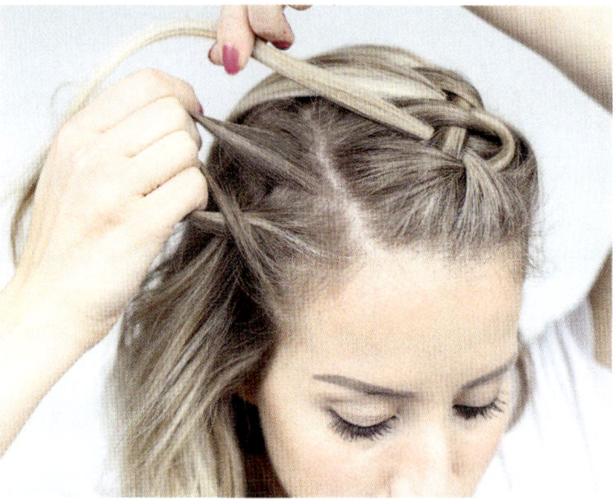

15. Die erste festgeclippte Strähne des Wasserfall-Zopfs zur oberen Strähne hinzunehmen, dann alles über die mittlere Strähne legen.

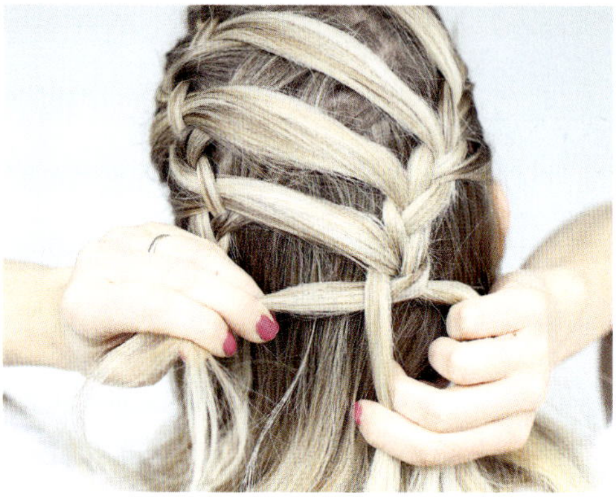

16. Wiederholen, bis alle Strähnen des Wasserfall-Zopfs eingeflochten sind. Dann mit einem normalen Zopf fortfahren. Beide Zöpfe mit einem transparenten Gummi fixieren.

KORSETT-ZOPF MIT KNOTEN

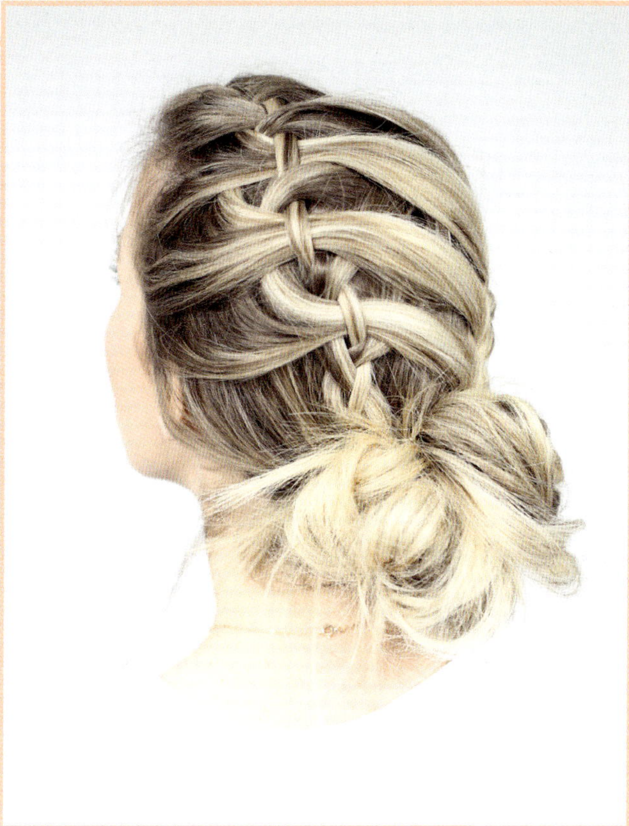

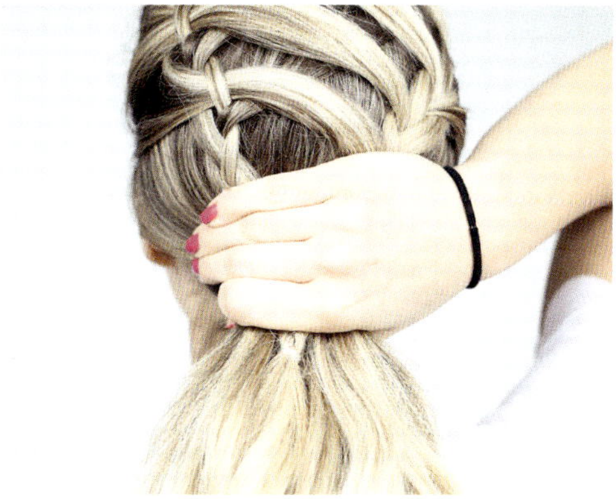

1. Mit dem Korsett-Zopf (Seite 121) beginnen. Die Haare zu einem Pferdeschwanz zusammenbinden.

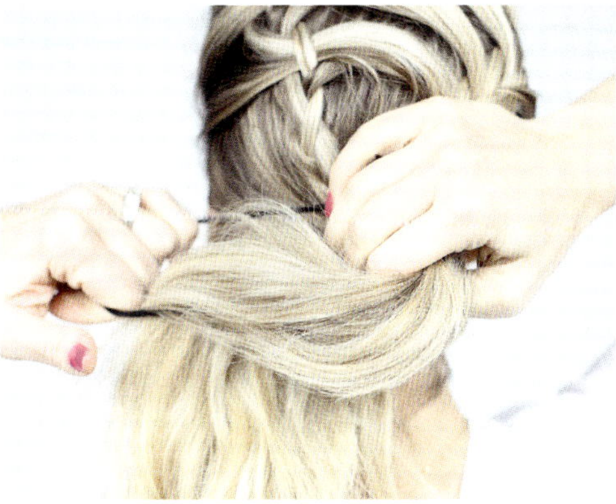

2. Ein Haargummi umlegen. Die Haare dabei nicht ganz durchziehen.

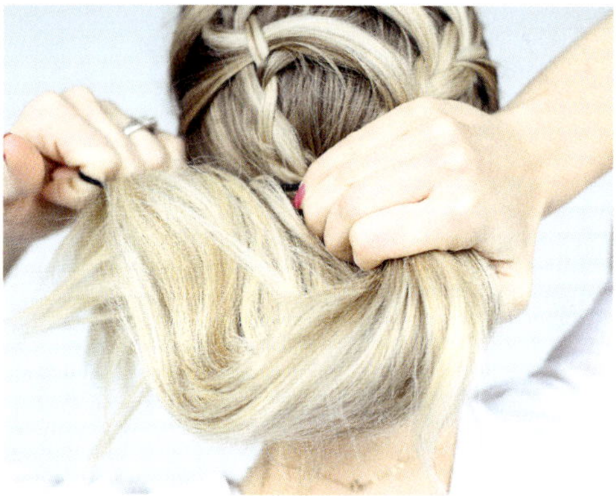

3. Das Gummiband drehen. Es soll auch die Haarspitzen festhalten.

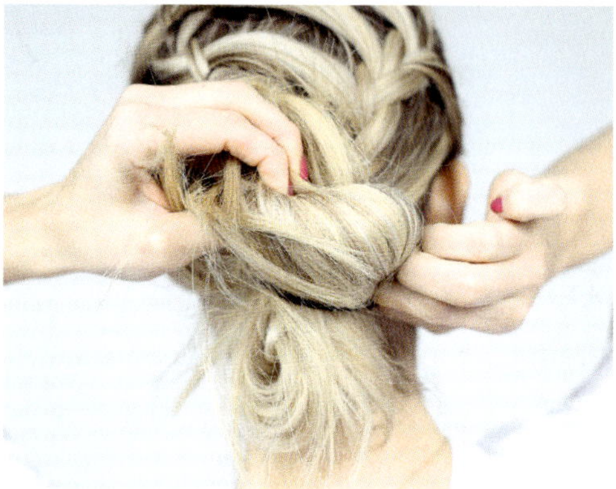

4. Den Knoten mit der Hand erfassen, auf dem das Gummi liegt. Dann das Gummi mit der anderen Hand über den Knoten ziehen.

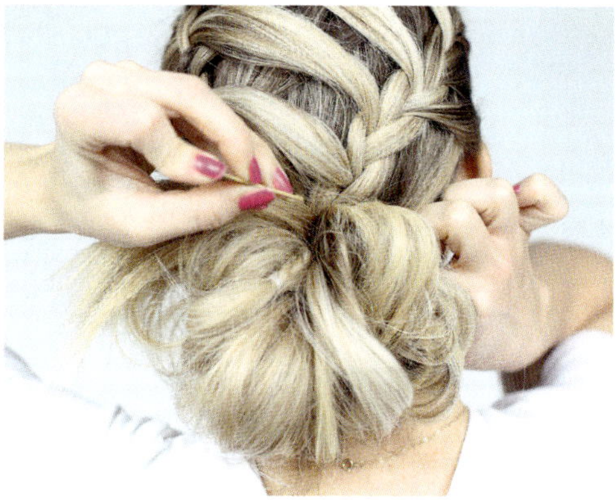

5. Den Knoten schön in Form zupfen und bei Bedarf mit Haarklemmen feststecken.

Die Autorin

Abby Smith ist hauptberuflich Mutter von vier kleinen Kindern. Ihre Leidenschaft für kreative Frisuren teilt sie gern mit anderen. 2011 hat sie einen Blog ins Leben gerufen, dem inzwischen eine beachtliche weibliche Community folgt.

Seit 2014 präsentiert sie auf ihrem YouTube-Kanal Tutorials und Vlogs. Die Zahl der Abonnenten liegt derzeit bei über 300 000.

Abby fotografiert gern, dreht Videos und hat bereits zwei erfolgreiche Bücher veröffentlicht. Das Lebensmotto der fröhlichen Optimistin lautet: »Glück fällt nicht vom Himmel. Man muss selbst dafür sorgen.«

Besuchen Sie Abby auf twistmepretty.com.

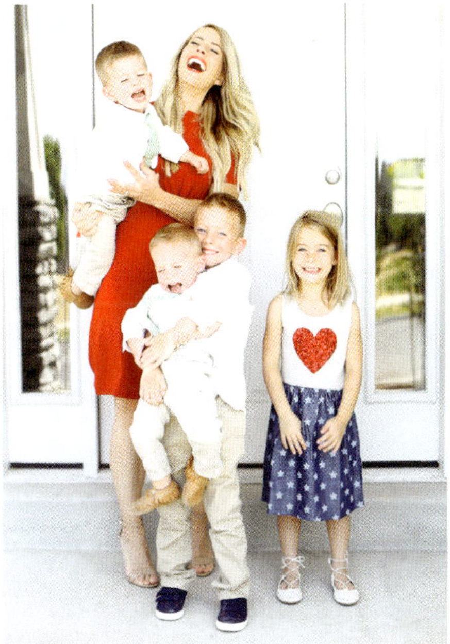

Foto: Brian Smith